Dr. med. Burkhard Jahn

Das dicke Ende

Warum Sie dick sind.
Warum es nicht so bleiben darf.
Wie Sie abnehmen.

DR. MED. **BURKHARD JAHN**

DAS DICKE ENDE

Warum Sie dick sind. Warum es nicht so bleiben darf. **Wie Sie abnehmen.**

braumüller

In den Fallbeispielen aus der Praxis sind immer mehrere Patientengeschichten zusammengeflossen. Die Namen der Personen wurden vom Autor geändert.

Aus Gründen der besseren Lesbarkeit wurde auf die Anführung von Quellenverweisen im Fließtext verzichtet. Eine Aufstellung der zitierten Werke finden Sie im Anhang.

Bibliografische Information der Deutschen Nationalbibliothek
Die Deutsche Nationalbibliothek verzeichnet diese Publikation in der Deutschen Nationalbibliografie; detaillierte bibliografische Daten sind im Internet über http: // dnb.d-nb.de abrufbar.

Printed in Austria

1. Auflage 2015

Servitengasse 5, A-1090 Wien

www.braumueller.at

Lektorat: Senta Wagner
Coverillustration: © Giovanni Cancemi / shutterstock
Druck: Druckerei Theiss GmbH, A-9431 St. Stefan im Lavanttal
ISBN 978-3-99100-148-5

Gewidmet meiner Frau Ingrid, die mich für das Thema „Übergewicht" in all seinen Facetten erst sensibilisiert hat und ohne deren Hilfe und Mitarbeit dieses Buch nie erschienen wäre.

Inhalt

Vorwort

Dieses Buch ist anders. Sie haben keinen Diätratgeber in der Hand, in dem ich Ihnen erzähle, wie Sie Ihre Ernährung umstellen müssen, um endlich abzunehmen. Nein, ich werde mit Ihnen in diesem Buch zum Kern des Problems Übergewicht bzw. Dicksein vordringen.

Denn worum geht es wirklich? Es geht doch darum, glücklich zu sein – glücklich und gesund. Schlanksein ist dafür eine wesentliche Voraussetzung, ob Ihnen das gefällt oder nicht.

Klar, Veränderungen auf dem Speiseplan spielen eine Rolle, wenn Sie abnehmen, wenn Sie schlank, gesund und glücklich werden wollen.

Sie sind dabei aber eben nur ein Teil.

Die wirkliche Ursache für das Dicksein liegt oft nicht oder nicht nur in der falschen Ernährung. Und genau deshalb führt eine Umstellung der Ernährung in vielen Fällen auch nicht zum Erfolg. Stress kann ein Grund für Übergewicht sein. Manchmal liegt die Ursache jedoch auch in der Seele. Dann wird der Körper, unser Kleid, zum Panzer.

Bevor wir gemeinsam nach der Ursache für Ihr Dicksein suchen, kommen Sie jedoch um eine Bestandsaufnahme nicht herum. Um eine Bestandsaufnahme dessen, was in Ihrem zu schweren Körper wirklich passiert und wie Dicke und damit letztlich Sie im privaten und beruflichen Alltag von anderen Menschen gesehen werden.

Dieses Buch wird für Sie an vielen Stellen unbequem sein. Aber wenn Sie wollen, werden wir gemeinsam den Schlüssel zum Kern Ihres Dickseins und Ihren Weg zu einem schlanken und gesunden Körper finden. Und damit die Basis für ein glückliches Leben. Genau darauf haben Sie ein Recht!

Ihr

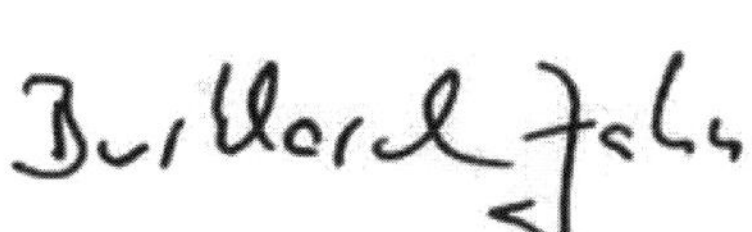

I WARUM SIE DICK SIND. WARUM ES NICHT SO BLEIBEN DARF.

Was Sie Ihrem Körper wirklich antun

Wenn Sie dieses Buch lesen, sind Sie dick. Ich weiß nicht, wie dick Sie sind, aber Sie wiegen definitiv mehr, als Sie wollen, mehr, als gut für Sie ist, und das macht Ihnen Probleme. Ich vermute: heftige Probleme. Darum wollen Sie ja auch abnehmen.

Sie und ich wissen, dass Abnehmen nicht einfach ist. Wenn es einfach wäre, dann hätten Sie längst eine Traumfigur. Abnehmen und auf Dauer schlank sein ist vielleicht die größte und schwierigste Herausforderung in Ihrem Leben. Aber einige Ihrer Zeitgenossen sagen trotzdem Sätze wie: „Dann musst du halt weniger essen …" Noch viel mehr Ihrer Zeitgenossen sagen solche Sätze *nicht* – aber sie denken sie! Alles in allem glauben sehr viele Menschen um Sie herum im Stillen, dass Sie einfach aufhören könnten, dick zu sein, wenn Sie nur nicht so faul und so gierig wären.

Dicksein wird von vielen Schlanken als Zeichen charakterlicher Schwäche ausgelegt. Natürlich, das ist unfair. Ich stimme Ihnen zu. Und es macht Ihnen das Leben noch schwerer, als es ohnehin schon ist. Aber so werden Sie gesehen. Das ist Ihre Realität.

Sie wissen das selbst am besten, denn diese Meinung spiegelt sich in den Gesichtern der Menschen wider. Wenn Sie kurzatmig eine Treppe hochschnaufen, sind die Atemnot, die Schmerzen in den Knien und im Kreuz und das Schwitzen zwar unangenehm, aber viel schlimmer sind die Blicke um Sie herum, die Ihrer Mühsal unfreiwillig beiwohnen. Das ist sehr verletzend und nagt an Ihrem Selbstvertrauen.

Wenn ich nun mit Ihnen in diesem Kapitel Klartext spreche über das, was in Ihrem kranken Körper vor sich geht – ja, krank, alle Dicken sind definitiv *krank* –, dann tue ich das nicht, um Ihnen Ihr Selbstvertrauen weiter zu rauben. Ich konfrontiere Sie einfach deshalb mit der nackten Wahrheit, weil nur das Ihnen hilft, gesund zu werden.

Tacheles reden

Wissen Sie, ich bin Arzt. Entgegen anderslautender Gerüchte wird heute der hippokratische Eid von Ärzten nicht mehr abgelegt.

Dennoch steckt hinter ihm eine Ethik, der ich mich verpflichtet fühle. Dazu gehört folgender Satz aus dem originalen Wortlaut des Hippokrates: *Ich werde ärztliche Verordnungen treffen zum Nutzen der Kranken nach meiner Fähigkeit und meinem Urteil, hüten aber werde ich mich davor, sie zum Schaden und in unrechter Weise anzuwenden.*

Und das bedeutet in Ihrem Fall für mich ganz konkret: Milde, Mitleid, Schönreden und Nachsicht schaden Ihnen und verstärken Ihre Krankheit. Ich sehe Sie nicht als gemütlichen Moppel, sondern als kranken Menschen. Ich rede nicht verharmlosend über ein paar überflüssige Pfunde, sondern über Ihren entgleisten Stoffwechsel und Ihre schlechte Lebensqualität. Ich rede nicht über eine Diät, sondern über Heilung und Gesundwerden.

Fakt ist: Sie sind dick. Medizinisch heißt Ihre Krankheit Adipositas, das heißt Fettleibigkeit; das lateinische Hauptwort „adeps" bedeutet schlicht Fett. Wenn also der Volksmund umgangssprachlich sagt: Sie sind fett, dann ist das genau die gleiche Wahrheit, die der Arzt ausspricht, wenn er Sie adipös nennt.

Ihre Krankheit ist aber vielschichtiger. Wenn Sie nur zu viel Fett im Körper hätten, dann könnte man es einfach absaugen oder wegschneiden und alles wäre gut. Ist es aber nicht. In Ihrem Körper stimmen viele Abläufe nicht mehr, Ihre Lebensqualität ist beeinträchtigt, Ihnen geht es deutlich schlechter als Schlanken, sowohl psychisch als auch körperlich. Die übliche, politisch korrekte Verharmlosung des Dickseins macht mich deswegen wirklich wütend.

Heilung beginnt mit Ehrlichkeit. Und Ehrlichkeit fängt mit der Sprache an. Darum bitte ich Sie: Hören Sie als Erstes auf, sich „übergewichtig" zu nennen – Sie könnten sonst einfach auch sagen: Ich bin untergroß. Das Wort „Übergewicht" ist bereits eine gewisse Distanzierung von der Wahrheit. Jeder Schwergewichtsboxer hat auch Übergewicht – aber ist topfit und hat kaum ein Gramm überschüssiges Fett am Körper. Übergewicht ist nur eine aus der Norm geratene Maßzahl des Körpers. So wie Ihr hoher Blutdruck (ich wette, er ist zu hoch!) einfach nur eine Zahl ist, die den Zustand einer Körperfunktion beschreibt. Für Ihre Psyche ist so eine Zahl ganz weit weg und darum gut zu ertragen. Wenn ich aber sage, dass Sie dick sind, dann sage ich das, was auch ein Kind zu Ihnen sagen würde. Und Kindermund tut Wahrheit kund.

Wenn es Ihnen unangenehm ist, dass ich Ihnen gegenüber all die netten Umschreibungen weglasse und stattdessen die Dinge beim Namen nenne, dann machen Sie sich selbst mit großer Wahrscheinlichkeit etwas vor. Dann sind Sie sich selbst gegenüber nicht ehrlich. Und dieser permanente kleine Selbstbetrug, dieses Frisieren der Wirklichkeit und das Beschönigen der Fakten ist die erste zu überwindende Hürde beim Abnehmen. Solange Sie diese Hürde nicht beiseiteräumen, machen wir zusammen nicht weiter. Weil es sinnlos ist.

...

Sie sind einverstanden? Das freut mich sehr. Dann der nächste Schritt: Wenn Sie in Ihrem Leben wieder schlank und gesund sein wollen, dann müssen (nicht dürfen, nicht sollten, sondern *müssen*) Sie sich genau anschauen und begreifen, was in Ihrem Körper passiert. Was Sie sich selbst an jedem Tag antun.

Richtig, Sie selbst tun es sich an! Sie sind der einzige Mensch auf der Welt, der dafür sorgen kann, dass Sie abnehmen. Das können Sie aber erst dann, wenn Sie sich selbst gegenüber zugegeben haben, dass Sie der einzige Mensch auf der Welt sind, der die Verantwortung dafür trägt, dass Sie krank sind. Und Sie sollten als mündiger Erwachsener auch genau wissen, was in Ihrem Organismus nicht stimmt. Es ist Ihre Verantwortung, genau Bescheid zu wissen über Ihre Krankheit. Denn sonst bleiben Sie ein hilfloses Opfer der Umstände.

Aber die Wahrheit ist doch tatsächlich: Sie sind kein Opfer. Sie selbst haben jahrelang das Falsche gegessen und getrunken. Sie selbst haben sich jahrelang zu wenig bewegt. Sie selbst stehen nachts auf und gehen zum Kühlschrank, weil Sie vor dem Heißhunger kapitulieren. Ein Schlanker weiß nicht, wie das ist, wenn der Blutzuckerspiegel eines Dicken erst steigt, dann rapide sinkt und der insulingetränkte Körper in dieser Situation nach Kohlenhydraten schreit. Trotzdem können Sie nicht den Hunger für Ihre Essattacken verantwortlich machen, denn Sie selbst haben zuvor in Ihrem Leben dafür gesorgt, dass dieser übermächtige Hunger immer wieder auftritt.

Sie sind nicht absichtlich dick, das behaupte ich nicht. Aber es gibt niemanden, dem Sie die Schuld dafür geben können. Nicht Ihren Eltern, nicht der Kantine, nicht der Lebensmittelindustrie und nicht dem lieben Gott. Auch Ihnen selbst nicht! Ich will überhaupt nicht, dass Sie sich selbst die Schuld geben. Ich sage nicht: selbst schuld! Denn wenn ich oder Sie selbst sich beschuldigen, dann verurteilen wir Sie, dann machen wir Sie fertig. Aber wenn Sie fertig und frustriert sind, nehmen Sie weiter zu. Stimmt's?

Verantwortung ist etwas völlig anderes als Schuld. Verantwortung kann man übernehmen und es ist gut, wenn man sie trägt. Sie ist durch und durch positiv – sie ist eine bejahende Antwort auf die Welt. Schuld dagegen ist durch und durch negativ. Sie hängt Ihnen um den Hals wie ein Mühlstein, der Sie in die Tiefe zieht – und Sie werden sie nie wieder los. Vergessen Sie die Schuldfrage! Fangen Sie lieber an, hundertprozentig Verantwortung zu übernehmen. Sehen Sie es so: Ihr Körper ist Ihr Kleid, das Sie vom Leben geliehen bekommen haben, um es vom ersten bis zum letzten Tag zu tragen. Wie Sie es pflegen und wie es deswegen aussieht, ist allein Ihre Sache.

Ich lasse Sie nicht aus der Verantwortung raus. Aber nicht, um Ihnen das Leben schwer zu machen, sondern, um Ihnen zu helfen, endlich liebevoller mit sich selbst umzugehen. Ein guter Freund sagt schonungslos die Wahrheit. Ein guter Arzt auch:

Erstens: Es ist, wie es ist, Sie sind dick.

Zweitens: Keiner ist schuld daran, dass Sie dick sind.

Drittens: Sie tragen die volle Verantwortung dafür, wie gesund oder krank Sie sind, also auch dafür, ob Sie dick oder schlank sind.

Viertens: Sie müssen wissen, was genau in Ihnen vorgeht.

Voll auf die Knochen

Schauen Sie also bitte jetzt genauer hin, was in Ihnen drin passiert: Da ist zunächst einmal Ihr Skelett, an dem Ihre Kilos zerren. Die Wirbelsäule ist bei vielen Menschen in unserer Gesellschaft ohnehin in Mitleidenschaft gezogen, vor allem wegen des vielen Sitzens, sowohl im Job als auch in der Freizeit. Ihre Wirbelsäule allerdings muss zusätzlich noch einiges mehr mitmachen.

Das Risiko eines Bandscheibenvorfalls ist bei Ihnen grob gesprochen doppelt so hoch wie bei einem Schlanken. Der Grund ist leicht zu verstehen: Am Bauch ist bei Dicken deutlich mehr Fett eingelagert als am Rücken. Dadurch ist der Schwerpunkt des Körpers nach vorne verschoben. Die Wirbelsäule mit ihren aufeinandergeschichteten Wirbeln ist dazu gebaut, das Gewicht des Körpers flexibel zu balancieren und die Schwerkraft nach unten abzuleiten, zuerst auf das Becken und von dort auf die Knochen in den Beinen. Aber bei einem Dicken zerrt das Gewicht des Bauchfetts am Körper nach vorne und zieht die Lendenwirbelsäule in eine unnatürliche Biegung. Da wird nichts mehr balanciert, da wird nur noch malträtiert.

Das heißt: Die Bandscheiben, also die weichen Knorpelpolster mit Gallertkern zwischen den harten Wirbeln, werden durch das hohe Körpergewicht enorm belastet. Aber eben nicht nur in senkrechter Richtung. Durch die ungünstige Statik bei einem schweren Bauch werden sie einseitig noch stärker belastet. Wenn die Bandscheiben täglich schief gequetscht werden, reißt irgendwann der Knorpelring. Der Kern quillt heraus und drückt auf den Nervenstrang des Rückenmarks. Das ist dann medizinisch gesehen ein Bandscheibenvorfall, bedeutet aber für Sie vor allem eines: höllische Schmerzen. Die eingequetschten Nerven können Lähmungserscheinungen und ein Taubheitsgefühl in den Beinen hervorrufen. Wenn dagegen nicht sofort etwas unternommen wird, gibt es Dauerschäden. Eine bleibende Lähmung. Sie riskieren das an jedem Tag als Dicker.

Genauso übel spielen die zu hohen physikalischen Kräfte Ihren Hüft-, Knie- und Fußgelenken mit. Wenn der Körperumfang zunimmt, nimmt ja nicht automatisch die Stärke der Gelenke zu. Normalerweise sind Gelenkkopf und Gelenkpfanne, also die Enden der Knochen, die in einem Gelenk aneinanderstoßen, durch eine Knorpelschicht geschützt. Diese Knorpelschicht wirkt wie ein dämpfendes Gleitlager. Es federt das Körpergewicht ab und verteilt es gleichmäßig auf die Fläche des Gelenks.

Bei Ihnen müssen die Gelenke, vor allem die Knie- und Sprunggelenke, mehr leisten, als ihr Bauplan vorsieht. Schon bei einem

Schlanken ist die Belastung enorm. Beim einfachen Gehen lastet bei jedem Schritt etwa das Zweieinhalbfache des Körpergewichts auf dem Kniegelenk. Beim Treppenhochsteigen das gut Dreifache und beim Hinuntersteigen das Dreieinhalbfache.

Derselbe Faktor gilt auch bei Übergewicht. Bei jedem einzelnen Schritt wirkt sich also jedes zusätzliche Kilo im Gelenk nicht aus wie ein zusätzliches Kilo, sondern wie zweieinhalb, drei, dreieinhalb zusätzliche Kilo – ohne dass die Auflagefläche größer würde. Wenn Sie 20 Kilo zu viel haben, dann lasten beim Treppensteigen bis zu 70 Kilo mehr als normal auf der Knorpelschicht Ihres Knies. Machen Sie sich das bewusst!

Das ist aber noch nicht alles. In den meisten Fällen zerrt das Zusatzgewicht das Skelett in eine Fehlstellung: An den Knien sind das bei Dicken meistens X-Beine. An den Füßen sind das Knick-, Spreiz- und Senkfüße. Die Fußgelenke knicken dadurch bei jedem Schritt nach innen ein. Die Knie- und Fußgelenke sind also bei Dicken oft genauso einseitig belastet wie die Bandscheiben.

Die zusätzlichen 70 Kilo Belastung verteilen sich dann nicht auf die ganze Gelenkfläche, sondern nur auf deren Ränder – wie bei einem Auto mit schief stehendem Reifen: In kürzester Zeit ist am Rand der Auflagefläche das Profil komplett abgefahren. Genau das passiert in Ihren Knien und Knöcheln.

Auf kurze Sicht tut das einfach nur weh. Auf lange Sicht wird die Knorpelschicht im Gelenk komplett aufgerieben: Knorpelmasse kann nur dann elastisch und flexibel sein, wenn sie genügend Wasser enthält. Bei Ihnen wird aber mit jedem Schritt das Wasser aus dem Knorpel gequetscht wie das Wasser aus einem Haushaltsschwamm. Die Erholungspausen reichen nicht mehr, damit sich der Knorpel wieder vollsaugen kann. Zuerst wird der Knorpel schlapp. Dann fasert er auf. Einzelne Knorpelfetzen heben sich ab, der Rest wird immer dünner. Im Endstadium ist der Knorpel völlig zerrieben. Dann scheuert bei jedem Schritt Knochen auf Knochen. Rillen schleifen sich im Knochen ein, die Reibung wird weiter erhöht. Sie haben Schmerzen bei jeder Bewegung.

Auf einem Röntgenbild ist gut zu erkennen, dass aus der ehemals runden, voluminösen und glatten Knorpelschicht ein flaches, zackiges

Gebilde geworden ist. Wie eine Raspel. Aber röntgen muss ich gar nicht, um zu erkennen, wie kaputt ein Knie ist. Ich kann es hören und fühlen. Wenn ich einen Dicken untersuche, schaue ich immer, wie es um seine Gelenke steht. Der Patient liegt dann mit angewinkeltem Bein auf dem Rücken. Ich halte das Knie zwischen meinen Händen, bewege den Unterschenkel auf und ab. Meine rechte Hand ruht auf seinem Knie. Bei einem gesunden Knie ist kaum etwas zu spüren. Es läuft im wahrsten Sinne des Wortes wie geschmiert. Ist das Gelenk durch Übergewicht und Fehlstellung überbeansprucht und verschlissen, spüre ich, wie es in dem Gelenk knirscht. Das fühlt sich ungefähr so an, wie wenn Sie Feldsalat essen, der schlecht gewaschen wurde: Dann reiben kleinste Erd- und Sandkörnchen knirschend am harten Zahnschmelz. Ein sehr unangenehmes Gefühl. Und erst das Geräusch!

So ein knirschendes Knie kann man nicht einfach wieder reparieren. Das Knie ist das komplizierteste und größte Gelenk im Körper. Jeder Eingriff hat Folgen. Ein alter Ärztespruch besagt: *In den Bauch kannst du spucken, ins Knie sollst du nicht gucken*. Mit anderen Worten: In einer operierten Bauchhöhle kann der Arzt Schere, Zange und ein paar Tupfer vergessen, bevor er sie wieder zunäht. Das wäre ärgerlich und natürlich auch ein schwerer Kunstfehler. Aber nicht irreparabel schädlich, die Bauchorgane arbeiten trotzdem. Ein paar Tage später trennt der Arzt die Naht wieder auf, holt das Zeug raus und gut ist es. Wenn ein Orthopäde aber ein Knie operiert, ist das immer eine kniffige Sache. Da muss schon der Leidensdruck gewaltig sein, bevor es angebracht ist, dieses wunderbare Präzisionsgebilde anzutasten. Jeder Quadratzentimeter darin wird ja mechanisch enorm beansprucht. Ob es funktioniert oder nicht, ist Millimetersache. Auch kleinste Narben durch eine Operation bewirken da schon neue Probleme. Und selbst wenn sie es handwerklich extrem gut gemacht haben, können Ärzte allenfalls Entlastung schaffen, vielleicht einen künstlichen Knorpelersatz implantieren – aber die Knochenschäden bleiben. Wenn das Gelenk kaputt ist, macht es keine Macht der Welt wieder heil.

Kein Wunder, dass die meisten Dicken chronische Schmerzen haben und Schmerzmittel nehmen. Regelmäßig eingenommene Schmerzmedikamente greifen jedoch die Magenschleimhäute an mit der Folge: chronisches Sodbrennen. Und auf Dauer steigt das

Risiko eines Magengeschwürs. Dann nehmen sie ein Mittel gegen die im Überschuss vorliegende Magensäure, das eine schützende Schicht über die Magenwand legt. Weil eine solche Arznei aber immer auch die Aufnahme von Vitaminen behindert, sind gleich auch ein paar Vitaminpräparate fällig. Und so weiter und so weiter. Ein Problem zieht das nächste nach sich – und jedes erfordert ein neues Medikament.

Ich habe einen sehr dicken 22-Jährigen kennengelernt, der schon am Frühstückstisch eine 25 Zentimeter lange Pillenbox neben dem Teller liegen hat. Dutzende Pillen für morgens, mittags und abends, von Montag bis Sonntag.

Das ist demütigend. Und lebensverkürzend.

Der Mount Everest vor der Wohnungstür

Lebensverkürzend – damit sind wir bei den tödlichen Krankheiten. Herz-Kreislauf-Krankheiten sind die Todesursache Nummer eins in Deutschland. 41 Prozent der Todesfälle gehen auf das Konto von Herzinfarkt und Co. Das steht in direktem Zusammenhang damit, dass immer mehr Menschen dick sind. Schon wenn das Normalgewicht um 20 Prozent überschritten wird, verdoppelt sich statistisch das Risiko eines Herzinfarkts oder Schlaganfalls.

Niemand sagt öffentlich, dass Dicksein tödlich sein kann. Ich schon. Denn wenn Herzinfarkte und Schlaganfälle mit einer hohen Wahrscheinlichkeit zum Tod oder zum Pflegefall führen, Dicke aber wesentlich häufiger Herzinfarkte und Schlaganfälle erleiden als Schlanke, dann ist es korrekt, zu sagen: Dicksein ist eine schwere Krankheit, die in vielen Fällen tödlich verläuft und in vielen Fällen Menschen zum Pflegefall macht.

Und diese schwere Krankheit verläuft auch schon vorher leidvoll. Denn schon lange bevor der ziehende Schmerz eines Herzinfarkts in den linken Arm ausstrahlt, schon bevor ein Blutpfropf im Gehirn Sie zum lallenden Reha-Fall macht, leidet der Kreislauf unter jedem Kilo zu viel. Das Herz muss schließlich wesentlich mehr Körpermasse mit Blut versorgen. Eine Herkules-Aufgabe!

Dafür hat das Herz zwei Wege: Es muss erstens bei jedem Schlag mehr Blut auswerfen. Ein erwachsener Mensch hat etwa 5–7 Liter Blut. Auch Dicke haben nicht mehr. Das Herz arbeitet deswegen Schlag für Schlag für zwei. Darum erhöht es zweitens das Arbeitstempo. Das ist aber nicht beliebig möglich. Bei einem Gesunden beträgt der Ruhepuls 60–80 Schläge pro Minute, bei Sportlern oft auch unter 60 oder 50 Schläge. Die maximale Herzschlagfrequenz beträgt etwa 220 minus das Lebensalter, ob gesund oder krank. Mehr schafft das Herz einfach nicht.

Das Herz eines Dicken unter körperlicher Anstrengung versucht also, so schnell wie möglich zu schlagen, ohne durchzudrehen. Es schlägt an der Obergrenze. Nur: Manchmal reicht das nicht.

Wenn ein Dicker seine Einkäufe in den dritten Stock hochschleppt und auf jedem Treppenabsatz stehen bleiben muss, um zu verschnaufen, dann klingt das erst mal harmlos. Es heißt aber nichts anderes als: Selbst bei einem rasenden Puls von 160 Schlägen pro Minute, fast drei pro Sekunde, schafft es das Herz nicht mehr, den Körper ausreichend mit Sauerstoff zu versorgen. Die Muskeln sind am Ersticken. Der Körper schreit. Die paar Treppenstufen vor der Wohnungstür stellen für den Dicken die gleiche Herausforderung dar wie wenn ein Alpinist beim Besteigen des Mount Everest an seine absoluten körperlichen Grenzen kommt.

Ja, für Dicke ist jede Art von Bewegung weitaus mühsamer, anstrengender, erschöpfender. Stimmen Sie mir zu? Selbst Stillsitzen ist anstrengend, weil es für das Herz-Kreislauf-System so viel aufwendiger ist, einen dicken Körper am Leben zu erhalten.

Ein höherer Puls ist das eine, ein erhöhter Blutdruck das andere. Normal sind Werte unterhalb von 140 zu 90. Darüber spricht man von Bluthochdruck. Die erste der beiden Zahlen gibt an, mit welchem Druck das Blut aus dem Herzen herausgepresst wird. Die zweite den Druck, mit dem das Blut durch die Adern fließt, während das Herz sich gerade wieder füllt. Bei Dicken ist der Blutdruck oft über 200; ich habe schon Spitzenwerte von 240 zu 120 gemessen – in Ruhe. Schlimm ist es, wenn jemand so übergewichtig ist, dass selbst die extralange Manschette für Adipositas-Patienten nicht mehr um seinen Arm passt. Dann hole ich die Spezialmanschette raus, die aussieht, als wäre sie für einen Oberschenkel gemacht – auch das gibt es heute.

Das Herz eines Dicken arbeitet also ständig auf Höchsttouren. Das wirkt sich aus: Der Muskel in der Herzwand passt sich an und wird dicker. Das Problem dabei ist, dass ein dickerer Muskel mehr Sauerstoff benötigt. Der Körper eines Dicken bewegt sich aber ohnehin immer schon an der Grenze zur Sauerstoffnot. Das Risiko eines Herzinfarkts, bei dem ja nichts anderes passiert, als dass ein Teil des Herzmuskels wegen Sauerstoffunterversorgung abstirbt, ist dadurch viel höher.

Außerdem leiert das Gewebe bei einem Herzen, das dauernd unter einem zu hohen Druck steht, mit der Zeit aus und wird schlaffer. Die verstärkte Muskulatur der dickeren Herzwand kann das nicht ausgleichen. Das Herz wird ein immer schlafferer Beutel, der seine Aufgabe, den Körper (und sich selbst) mit Sauerstoff zu versorgen, immer schlechter verrichtet. Wir Ärzte sprechen dann von einer Herzinsuffizienz, also von einer Herzschwäche. Ein solches Herz ist zudem noch anfällig für Herzrhythmusstörungen. Auch hier gilt wie bei den Gelenken: Ein Problem zieht das nächste nach sich.

Nicht nur das Herz, auch die Arterien, die ständig einen bis zu doppelt so hohen Druck aushalten müssen wie normal, werden mürbe wie ein Gartenschlauch, der zu lange in der Sonne gelegen hat. An den mikrofeinen Rissen und den Ablagerungen an der Gefäßinnenwand können sich Blutgerinnsel bilden: Thromben. Und die können durch den ständig zu hohen Druck so lange wachsen, bis sie eines der Blutgefäße vollständig verstopfen. Alle Körperzellen, die von dieser Ader versorgt werden, sterben in kürzester Zeit ab: Nervenzellen in wenigen Minuten, Muskelzellen halten etwas länger durch.

Meistens passiert das im Herzen, genauer: in den Herzkranzgefäßen, also den Adern, die den Herzmuskel von außen mit Blut versorgen. Und dann gibt es einen Herzinfarkt – in Deutschland Todesursache Nummer eins. Wenn es im Gehirn passiert, gibt es einen Schlaganfall – Todesursache Nummer zwei. Für beide Todesursachen gilt: Dicksein gehört zu den Faktoren, die das Risiko deutlich erhöhen.

Sogar bei Kindern. Eine amerikanische Kinderärztin hat bei dicken 13-Jährigen festgestellt, dass ihre Halsschlagadern so verengt waren wie normalerweise die von 45-Jährigen. Die Gefäße altern vorzeitig. Im Effekt ist das sogar noch gefährlicher als beim Erwachsenen. Denn wenn in der Notaufnahme ein Kind sitzt mit Brustschmerzen, Schwindel und Übelkeit, dann denken Ärzte und Pflegepersonal erst einmal an ganz andere Ursachen. Die Diagnose „Herzinfarkt" wird womöglich zu spät gestellt. Selbst wenn die Behandlung rechtzeitig kommt, muss ein Mensch sein ganzes Leben lang mit einer verminderten Herzleistung zurechtkommen. Ein Herzinfarkt bedeutet, dass ein Stück Muskulatur am Herzen tot ist. Das geht nie wieder weg.

Dicksein bedeutet also, dass Sie sich massive, potenziell tödliche Probleme, mit denen sich normalerweise alte Menschen herumschlagen, in Ihrem Leben zeitlich nach vorne holen. Ins Heute.

Das gilt auch für eine weitere Folgekrankheit des Dickseins, die eigentlich eine Alterskrankheit ist, die bei Ihnen aber vielleicht schon längst begonnen hat, die Sie aber früher oder später relativ sicher bekommen werden …

Zuckermäulchen und süßes Blut

Viermal täglich die Fingerkuppen anpiksen, um einen Tropfen Blut zu entnehmen. Viermal täglich den Blutzuckerspiegel messen. Mit der Zeit werden die Hornhäute an den Fingerspitzen so dick, dass der Tastsinn darunter leidet. Das ist das Schicksal von rund sechs Millionen Zuckerkranken in Deutschland, von denen ein Gutteil Insulin spritzen muss. Die meisten von ihnen sind dick.

Um präzise zu sein: Nicht alle Dicken sind Diabetiker. Und nicht alle Diabetiker sind dick. Beides hängt aber in 90 Prozent der Diabetesfälle eng miteinander zusammen. Dieser sogenannte Diabetes mellitus Typ 2 ist ein ganz fieser Teufelskreis: Am Anfang nimmt ein Mensch über Jahre in seiner Ernährung zu viele Kohlenhydrate zu sich und bewegt sich gleichzeitig zu wenig.

Wenn diese Beschreibung auf Sie zutrifft, haben Sie ein hohes Risiko, Zucker zu bekommen – oder bereits Zucker zu haben. Denn durch diese Lebensweise gibt es in Ihrem Körper kein Gleichgewicht zwischen Energiezufuhr und Energieabbau. Sie nehmen zu, um den

Überschuss zu speichern. Aber gleichzeitig nimmt in Ihrem Blut die Konzentration energiereicher Fettsäuren zu. Ihr Körper badet sozusagen ständig in einer Nährlösung aus Zucker, also Kohlenhydraten, und Fetten. Ihre Körperzellen erleben permanent das Gegenteil von Hunger: Sie schwimmen im Überfluss.

Es ist dauerhaft zu viel Zucker im Blut. Ihr Körper reagiert darauf, indem er die Produktion von Insulin hochfährt, um den Zucker aus dem Blut in die Körperzellen zu schaffen. Denn Insulin ist der körpereigene Transporter für Zucker. Stellen Sie sich das so vor (siehe Skizze Seite 24): Jede Körperzelle ist wie eine kleine Fabrik. Die Fabrik braucht Energie, um zu arbeiten. Die Insulin-Lkws transportieren die Energie in Form von Zuckermolekülen zur Fabrik. Jede Fabrik hat mehrere Tore, durch die sie hineinfahren können. Wenn aber zu viele Lkws unterwegs sind, sozusagen ein erhöhtes Verkehrsaufkommen herrscht, dann reagiert die Fabrik merkwürdig: Sie schließt einzelne Tore und vermindert damit die Anzahl der Zufahrtswege. Das heißt für Sie: Sie haben viel Zucker im Blut. Sie haben auch viel Insulin im Blut, das den Zucker huckepack nimmt. Aber das Insulin kann seine Ladung nicht in ausreichendem Maß in die Zellen, also die Fabriken, schleusen, damit der Zucker dort verwertet werden kann. Das nennt man Insulinresistenz.

Sie haben also nicht Zucker, weil Sie dick sind, und Sie sind nicht dick, weil Sie Zucker haben – sondern beides entwickelt sich gemeinsam und zusammenhängend, während die Körperzellen immer verschlossener gegen Insulin werden.

Dass Diabetiker tatsächlich süßen Urin haben, ist dabei die harmloseste Begleiterscheinung. Die Körperzellen können nämlich wegen der Insulinresistenz nicht optimal versorgt werden: Die Zellen verhungern quasi vor vollen Tischen. Das Ergebnis im Ganzen: Sie fühlen sich schlapp. Kraftlos. Können sich nicht richtig konzentrieren. Sind weniger leistungsfähig.

Diabetespatienten müssen heute meistens nicht, wie das Klischeebild vom Diabetiker zeigt, ständig Insulin spritzen. Aber strikte Diät halten mit einer regelmäßigen und niedrigen Kohlenhydratzufuhr. Und wenn das nicht hilft – Tabletten. Noch ein paar Pillen mehr für die Medikamentenbox …

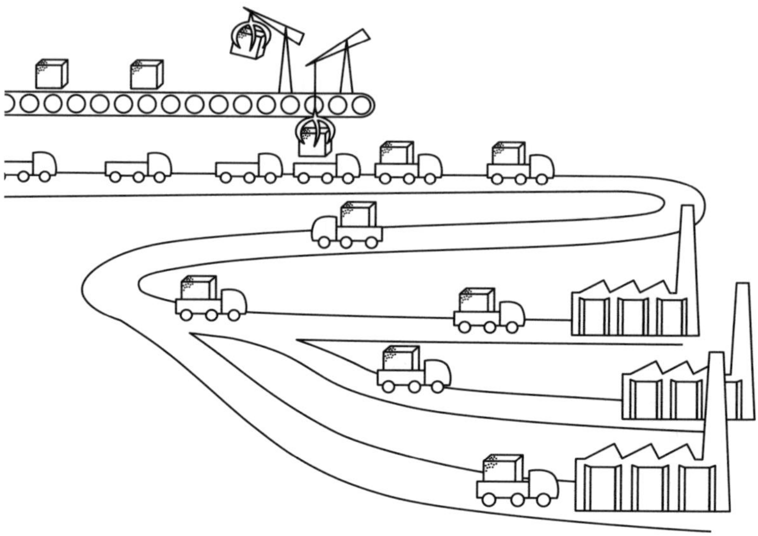

Wenig Zucker, geringes Verkehrsaufkommen, alle Tore sind geöffnet

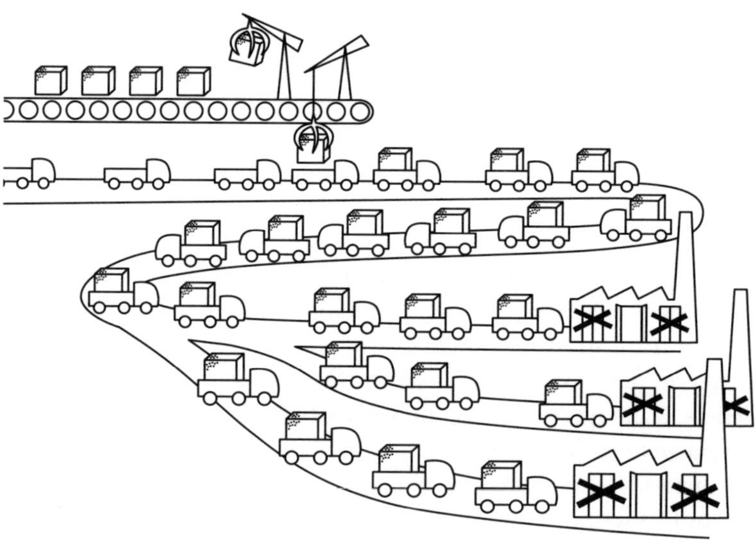

Viel Zucker, hohes Verkehrsaufkommen (viele Insulin-Lkws), einzelne Fabriktore schließen sich = viel Zucker und viel Insulin im Blut (Insulinresistenz)

Sind die Patienten aber nicht sehr diszipliniert und nicht hundertprozentig gut medikamentös eingestellt, kommt der Körper regelmäßig aus seinem fragilen Gleichgewicht: Periodisch schüttet er dann einen großen Schwall Insulin aus, um doch noch irgendwie überfallartig Zucker in die Zellen zu bekommen. Der Zucker fährt Achterbahn. Fällt er, kommt die Heißhungerattacke.

Diabetes greift auch die Blutgefäße an. Ist der Blutdruck ebenfalls erhöht, kann es zur Schädigung der Nieren kommen bis hin zum Nierenversagen. Wenn die Filterfunktion der Nieren außer Kraft gesetzt ist, heißt das für Sie: lebenslange Abhängigkeit von der Dialyse. Dreimal wöchentlich wird vier Stunden lang das Blut gereinigt. Zwölf Stunden Zeit pro Woche, die Sie nicht für Hobbys, für Freunde und Familie, für den Beruf haben. Plus Fahrzeiten von und zum Krankenhaus und Wartezeiten.

Um bei der Dialyse genügend Blut auf einmal abzuzweigen, wird ein Shunt angelegt, eine Art künstlicher Kurzschluss zwischen Arterie und Vene. Meist in der Armbeuge. Sie laufen also ständig mit einem Ventil in Ihren Adern rum, wie der Untergebene eines Tyrannen in einem schlechten Science-Fiction-Film. Das ist aber immer noch besser als die Variante von früher: Bei jeder Dialyse wurden die Adern erneut angestochen. Mit der Zeit bildeten sich dicke, knubbelige Polster. Narbengewebe über den Armvenen wie bei einem Heroinjunkie. Schmerzhaft. Und irgendwann fanden die Krankenschwestern keine Stelle mehr, an der sie noch eine Nadel in die Ader bekamen … Ich stoppe mal an dieser Stelle, es müsste reichen.

Aber nach der Niere will ich die Leber nicht vergessen: Zuckerstoffwechsel und Fettstoffwechsel hängen eng miteinander zusammen. Wenn der eine gestört ist, zieht er auch den anderen in Mitleidenschaft. Die Langzeitfolge: Fettleber. Wie eine Gänsestopfleber, gemästet nicht mit Fett, wie der Name nahelegt, sondern mit Kohlenhydraten. Kleine Fetttropfen werden in die Leberzellen eingelagert und lassen sie anschwellen. Der Zellkern wird an den Rand gedrängt – oder mit Fett umlagert. Die Leber ist aufgedunsen und kaum noch fähig, Giftstoffe aus dem Körper abzubauen. Im fortgeschrittenen Stadium kann sich daraus eine Hepatitis entwickeln – eine chronische Leberentzündung mit Folgen wie ständiger Müdigkeit, Krankheitsanfälligkeit, geringer körperlicher Leistungsfähigkeit. Nicht Alkoholismus, sondern Übergewicht ist in Deutschland die häufigste Ursache für eine Fettleber.

Auch die Nerven reagieren empfindlich auf einen überhöhten Blutzuckerspiegel. Lange, feine Nerven werden dadurch zerstört – also besonders die in den Beinen. Wir Ärzte sprechen dann von einer Polyneuropathie. „Poly" heißt viel, „neuro" Nerven und „pathie" steht für kaputt. Also: viele kaputte Nerven. Wenn ein Diabetiker mit Polyneuropathie beispielsweise bei einem Strandspaziergang barfuß auf einen Kiesel oder eine kleine Glasscherbe tritt, spürt er das meist nicht! Die unbehandelte Wunde entzündet sich – auch das merkt er nicht. Die Entzündung kann wegen der Durchblutungsstörung nur langsam heilen. Weil der Bauch im Weg ist, sehen es dicke Diabetiker nicht, dass sich an den Zehen rote, eitrige Entzündungen oder weiße Geschwüre gebildet haben. Irgendwann ist die Entzündung dann so weit fortgeschritten, dass der Fuß oder gleich der ganze Unterschenkel amputiert werden muss. Von den 60.000 Amputationen jährlich in Deutschland sind 40.000 die Folge von Diabetes.

Diese extreme Entzündungsanfälligkeit hat noch eine zweite Ursache. Während noch bis vor 15 Jahren die medizinische Forschung davon überzeugt war, dass Fettgewebe nicht schön und auch nicht förderlich ist, dass es nur da ist und labbert, weiß man heute, dass das Fettgewebe nicht untätig ist. Es tut nämlich etwas. In der riesigen Hormonfabrik des Bauchfetts werden verschiedenste Hormone produziert wie Interleukin-6, Tumornekrosefaktor-α, Östrogen. Die Zytokine darunter bewirken, dass sich im Körper Entzündungsherde ausbreiten und verschlimmern. Diese Entzündungen verlaufen allerdings langfristig und langsam. Über Jahre hinweg schwelt da irgendwo im Körper ein Entzündungsherd. Die Medizin nennt das „silent inflammation", also stille Entzündung. Diese stillen Entzündungen aber sind brandgefährlich.

Es ist ausschließlich das Bauchfett, das diese Wirkung hat. Das Unterhautfett an Schenkeln und Armen dagegen ist vergleichsweise harmlos – es beeinflusst den Hormonhaushalt nicht. Eine Apfelfigur, bei der der Bauch am dicksten ist, ist also deutlich ungesünder als eine Birnenfigur, bei der Po und Beine das meiste Fett speichern. Ein dicker Bauch fördert Entzündungen aller Art. Da kommt das Immunsystem einfach nicht mehr hinterher. Wir wissen heute, dass jede chronische Krankheit aus Entzündungsprozessen resultiert, die der Körper nicht in den Griff bekommt. Völlig egal, ob Demenz, Herzinfarkt, Krebs, Parkinson, Rheuma oder andere chronische Krankheiten: Immer gehen jahre-, manchmal jahrzehntelange schleichende Entzündungsprozesse voraus. Deswegen sind Dicke wesentlich krankheitsanfälliger als Schlanke für akute, aber eben auch besonders für chronische Krankheiten.

Gleichzeitig haben Dicke noch einen weiteren Nachteil. Zu den Hormonen, die das Fettgewebe bildet, gehört auch Adiponektin. Dieses Hormon schützt die Gefäße und damit auch vor Herzinfarkt. Doch bei Fettleibigen wird Adiponektin nur vermindert ausgeschüttet.

Im Bauchfett wird außerdem jede Menge des weiblichen Geschlechtshormons Östrogen produziert – auch bei Männern. Das sorgt dafür, dass sich das Fett dort anlagert, wo Frauen es brauchen. Die Konsequenz: Dem Mann wachsen Brüste wie bei einer Frau. Ein richtig dicker Mann ist von einer richtig dicken Frau äußerlich von der Körperform her nicht mehr zu unterscheiden.

Der gestiegene Östrogenspiegel erhöht für Frauen außerdem das Brustkrebsrisiko. So wie die normalen Brustzellen auch, haben die Brustkrebszellen an ihrer Oberfläche einen Rezeptor, an den Östrogen andocken kann. Dann regt es die Zelle zu Wachstum an. Bei einer normalen Zelle normales Wachstum – bei einer Krebszelle unkontrolliertes. Und anders als beim normalen Östrogen lässt die Produktion im Bauchfett nach den Wechseljahren nicht nach. Aber die Abwehrkräfte des Körpers gegen Krebszellen sinken mit dem Alterungsprozess. Dann steigt das Krebsrisiko noch einmal deutlich an. Die übermäßige Östrogenproduktion im Bauchfett ist definitiv schädlich.

Dennoch sagen viele: Fett schadet nichts, ein Bauch kann auch nützlich sein. Es wird dann darauf hingewiesen, dass Frauen mit einem Bauch weniger oft an Osteoporose leiden – dass es bei ihnen im Alter seltener zu Knochenschwund kommt. Die Östrogene scheinen nämlich den Abbau der Knochensubstanz zu dämpfen.

Aber mal ehrlich: Was heißt das wirklich? Dass eine Frau mittleren Alters nicht ganz so gefährdet ist durch Osteoporose, wenn sie einen Bauch hat? Ja, das stimmt. Aber es heißt noch lange nicht, dass man deshalb das Brustkrebsrisiko ignorieren kann – das besteht weiterhin. Und zwar gerade durch den Heilsbringer: den Bauch.

Mir ist wichtig, dass Sie wissen, welche Wirkung das Bauchfett hat. Durch die vielen schlimmen Krankheitsprozesse, die das Bauchfett anstößt, ist ein dicker Bauch schlicht und einfach lebensgefährlich.

Da Sie dick sind, stecken Sie in dieser verrückten, verzwickten Krankheitsspirale bereits an irgendeiner Stelle. Womöglich ist Ihr Blutdruck erhöht. Ihre Sauerstoffaufnahme und damit Ihre körperliche Leistungsfähigkeit sind vielleicht beeinträchtigt. Ihre Zellen sind möglicherweise schon ein Stück weit resistent gegen Insulin. Oder es ist noch schlimmer und Ihre Herzwand ist bereits verdickt oder Sie leiden sogar an einer Fettleber. Alles hängt mit allem zusammen und alles verschlimmert sich gegenseitig. Ohne dass Sie etwas ändern, geht es automatisch weiter abwärts. Vielleicht haben Sie bereits einige der beschriebenen Symptome entwickelt. Wenn nicht, ist es sehr wahrscheinlich, dass es noch passiert.

Darum müssen Sie aus diesem jahrzehntelangen Strudel herauskommen! Es beeinflusst Ihren Körper nicht, wenn Sie die Gefahren verharmlosen, sich als gemütlichen Moppel inszenieren und weitermachen wie bisher. Er geht einfach weiter kaputt. Sie müssen den festen Entschluss entwickeln, das Bauchfett loszuwerden, weil es Sie sonst auf Dauer schwer krank macht und am Ende umbringt.

Zum Aus-der-Haut-Fahren

Kein Mensch wird dick geboren. Übergewicht nimmt statistisch mit dem Lebensalter stetig zu. Auch Sie waren zu irgendeinem Zeitpunkt in Ihrem Leben einmal deutlich schlanker. Ihre 10, 20, 40 oder 60 zusätzlichen Kilo, das ist genau der Energieüberschuss, den Sie aufgenommen, aber nicht verbraucht haben. Die Energie haben Sie in Form von kohlenhydratreicher Nahrung in fester und flüssiger Form aufgenommen. Die Energie verbraucht haben Sie mit geistiger und körperlicher Bewegung. Warum Sie so viel mehr Energie aufgenommen als verbraucht haben, ist für Sie eine interessante Frage, deren Antwort bei der Umkehrung der Bilanz helfen kann. Wie es funktionieren kann, dass Sie mehr Energie verbrauchen als aufnehmen, wie Sie Ihren Stoffwechsel und Ihren gesamten Organismus auf Abnehmen programmieren, dazu kommen wir später. Bevor Sie ein Bild im Kopf entwickeln, auf das Sie zustreben, müssen Sie aber erst noch genauer wissen, wovon Sie wegwollen: Hier geht es zuerst noch darum, dass Sie sich genau anschauen, was der großzügig dimensionierte Energiespeicher, den Sie in Ihrer Haut verpackt haben und mit sich herumschleppen, mit Ihnen macht.

Die Tatsache, dass Sie nicht schon immer dick waren, sondern im Laufe der Zeit zugenommen haben, bedeutet unter anderem, dass Sie in einer Haut stecken, die an einem schlankeren Menschen gewachsen ist. Im Erwachsenenalter erneuern sich die Hautzellen zwar noch regelmäßig, aber sie vermehren sich nicht mehr so stark. Jedenfalls nicht genug, um fünf, zehn oder mehr Kilo Gewichtszunahme pro Jahr auszugleichen.

Was soll Ihre Haut jetzt tun? Sie dehnt sich. Spannt. Bekommt Risse. Es ist wirklich so: Wer schnell stark zunimmt, dem platzt die Haut auf, vor allem an den Beinen. Das gibt ständig nässende Wunden. Leider läuft nicht das Fett aus – das ist in etwas tieferen Schichten eingelagert –, sondern nur Blut und Gewebeflüssigkeit. Das ist schlimm, weil sich jede Wunde bei einem Dicken wie gesagt viel schneller entzündet und Entzündungen viel schwerer heilen. Auch wenn sich die Wunden irgendwann schließen, bleiben Narben zurück. Die sehen genauso aus wie Schwangerschaftsstreifen.

In Ihrer Haut möchte niemand freiwillig stecken. Die muss nämlich einiges ertragen. Dicke schwitzen leichter und stärker. Nicht nur im Sommer. Und dieser Schweiß sammelt sich in den Hautfalten. Ich spreche jetzt nicht von der kleinen Rinne zwischen Kopf und Nacken. Ich spreche von der großen Rinne, der Falte zwischen den beiden Fettwülsten am Bauch. Viele Dicke haben ja zwei oder sogar drei Rettungsringe. Als Arzt muss ich die einzeln hochklappen, um sie zu untersuchen: Dazwischen bildet sich eine feuchte Tasche. Eine solche Tasche gibt es auch zwischen dem unteren Fettwulst und dem Oberschenkel.

Die Haut in diesen Taschen kann nicht atmen, sie kann keine Feuchtigkeit verdunsten. Schlimmer noch: Haut reibt ständig auf Haut. An den Stellen, an denen diese Reibung von der Natur vorgesehen ist, trägt ein Mensch Haare: Scham- und Achselhaar. Dieser Restpelz mindert die Reibung und saugt Feuchtigkeit auf. Aber auf dem Bauch und an den Oberschenkeln gibt es ihn selten. Die Haut wird wund. Fast alle Dicken haben wunde Stellen, je dicker, je mehr.

Wo sich Feuchtigkeit und Wärme stauen, wo geschädigte Haut eine ideale Angriffsfläche bietet, gibt es jemanden, der ganz begeistert ist: Epidermophyton floccosum, der Hautpilz. Zusammen mit einigen anderen Pilzarten siedelt er sich gerne in geschützten, feuchtwarmen Räumen an. Nicht nur auf den anderthalb Quadratzentimetern Haut zwischen kleinstem und zweitkleinstem Zeh, wo er sich als Fußpilz bereits einen Namen gemacht hat. Der halbe Quadratmeter zwischen Oberschenkel und Bauch ist ein viel großzügigeres Biotop. Da kann der Pilz florieren. Können Sie sich vorstellen, wie eine so große Fläche an weiß verpilzter Haut juckt? Wie sie riecht?

Deswegen müssen spezielle Binden aus Stoff in die Hautfalten eingebracht werden. Sie legen sie einigermaßen trocken, aber das reicht noch nicht. Außerdem muss das Stammfett, also das, was der Volksmund Wampe, Plauze oder Ranzen nennt, zweimal täglich hochgehoben werden, damit die gereizte Haut vorsichtig gereinigt, gepudert (um sie trocken zu halten) und mit einer Anti-Hautpilz-Salbe eingecremt werden kann. Normalerweise gibt es solche Antimykotika in Tubengrößen von 20 oder 50 Gramm. Aber wer täglich seine Bauchfalten damit einreiben muss, braucht Packungen in einer Größe, in der andere Menschen Hautlotion kaufen. Oder gleich zehn Normalpackungen auf einmal.

Die menschliche Haut ist ein faszinierendes Organ. Sie steht im ständigen Austausch mit der Umwelt und bildet gleichzeitig eine Barriere gegen Krankheitskeime, Giftstoffe, schädliche UV-Strahlen. Ihre Leistungsfähigkeit ist groß. Aber nicht unendlich.

So wie sie nicht einfach mal eben auf die doppelte Fläche anwachsen kann, kann sie sich auch nicht mehr zusammenziehen, wenn ein Mensch durch Diäten und Bewegungsprogramme oder durch Operationen stark abnimmt.

Einem Patienten von mir ging es so: Der Mann hat früher 150 Kilo gewogen. Nach dem zweiten Herzinfarkt hat er eine Magenverkleinerungsoperation durchführen lassen. Dadurch wird die Nahrungsmenge, die er auf einmal aufnehmen kann, begrenzt, einfach weil nicht mehr in den Magen hineinpasst. Durch diese Operation, kombiniert mit einem Diät- und Bewegungsprogramm hat er innerhalb eines Jahres 50 Kilo abgenommen und nähert sich allmählich wieder erträglichen Gewichtsklassen.

Seine Haut ist aber immer noch die eines 150-Kilo-Menschen. Nur ist sie jetzt nicht mehr prall gefüllt, sondern hängt ihm in schlaffen Lappen vom Leib. In diesen Lappen setzen sich immer wieder Pilzinfektionen fest, und schon mehrmals hat er seine Haut im Hosenreißverschluss verhakt. Autsch.

Da bleibt nur eine weitere Operation. Unter Vollnarkose werden hierbei die überflüssig gewordenen Hautlappen entfernt. Und das geht so: Die Ärzte schneiden die Haut an der Leistenbeuge auf. Dann fahren sie mit einem langen, scharfen Messer zwischen Haut und Fettgewebe den Bauch entlang nach oben; sie lösen also die Haut vom Fleisch. Das geht einigermaßen gut, aber eine Stelle bereitet ihnen dabei Probleme: der Bauchnabel. Der zieht sich nämlich nach innen bis zu der Stelle, wo bei ihm als Säugling der Bauch aufhörte – also etwa 15 Zentimeter vor der Wirbelsäule. Diesen „Kanal“ nach innen können die Ärzte nicht einfach durchschneiden. Sie fahren also mit dem Messer außen um den Bauchnabel herum und lösen ihn aus der umliegenden Haut. Dann ziehen sie die Haut nach unten straff. An der Stelle, die jetzt über dem Bauchnabel zu liegen kommt, schneiden sie ein entsprechend großes Loch hinein. Der „neue“ Bauchnabel wird am alten festgenäht, eine weitere Naht befestigt die Haut an der Leistenbeuge – und fertig ist das neue Adamskostüm. Das Ganze hat etwa drei Stunden gedauert.

Der Mann sieht deutlich besser aus als vorher, und Probleme mit Hautpilz wird er auch kaum noch haben. Jetzt muss die großflächige Wunde bloß noch heilen. In den nächsten Wochen wird ihm das Lachen wehtun. Er darf sich außerdem mit der Krankenkasse darüber streiten, ob die Operationen aus medizinischen oder ästhetischen Gründen erfolgten, ob er also die Kosten selbst tragen muss oder nicht. Und wehe, er nimmt noch einmal zu! Dann ist noch weniger Haut da, die sich dehnen könnte, als zuvor.

Doppeltes Risiko

Fakt ist: Wenn Menschen dick sind, werden sie in den meisten Fällen immer dicker. Der Prozess hört nicht von selbst auf. Was ich Ihnen hier schildern will, ist das Endstadium, auf das Sie sich gerade langsam und im Alltag unmerklich zubewegen, wenn Sie Ihr Leben nicht ändern. Natürlich sind die Bilder, die ich hier erzeuge, drastisch. Zum Teil eklig. Aber sie sind schlicht wahr. Und da Sie dick sind, sollten sie Sie nicht kaltlassen. Alles, was ich will, ist, dass Sie nicht nur mit Ihrem Kopf, sondern mit jeder Faser Ihres Körpers nicht mehr dick sein wollen.

Darum schildere ich Ihnen jetzt noch, warum Dicke mit all ihren gesundheitlichen Problemen zu allem Überfluss auch noch Schwierigkeiten haben, eine angemessene ärztliche Versorgung zu bekommen. Das liegt nicht daran, dass die Ärzte oder Krankenkassen ihnen etwas vorenthalten würden. Sondern dass die Gesundheitsversorgung eines Dicken extrem schwierig ist. Dabei geht es nicht nur um die Probleme mit der Körperhygiene. Nicht nur um die Mühe, die eigene Masse zum Arzt zu wuchten. Da ist das Problem mit den Diagnosemethoden. Ein Ultraschallgerät hat nur eine bestimmte Eindringtiefe – je tiefer im Körper ein Befund liegt, desto undeutlicher ist er zu erkennen. Ich wollte mal bei einem sehr dicken jungen Mann die Leber untersuchen. Ich habe nur grauen Brei gesehen. Nichts zu erkennen.

Auch die Untersuchung mit einem Kernspintomografen wird schwierig. Nicht wegen der Technik – sondern weil der Patient schlicht nicht in die Röhre passt. Einige Krankenhäuser haben sich schon XXL-Tomografen für Dicke angeschafft. Aber diese Geräte sind sehr teuer und deswegen noch rar. Wenn ein Dicker mit rasenden Kopfschmerzen, Schwindelgefühlen und Verdacht auf einen Schlaganfall in die Notaufnahme kommt, muss er vielleicht 100 Kilometer weit zur nächsten Klinik gefahren werden, damit er richtig untersucht werden kann. Diese anderthalb Stunden Verzögerung können darüber entscheiden, ob die Schädigung des Gehirns wieder zu beheben ist – oder ob sie bleibt.

Wenn es denn mit anderthalb Stunden Verzögerung getan ist. Denn erst einmal müssen die Sanitäter einen Rettungswagen auftreiben, der den Patienten transportieren kann. Die Liegen in einem Rettungswagen sind normalerweise recht schmal: 55 Zentimeter. Mit Griffen an beiden Seiten, sodass die Sanitäter die Fettwülste auch nicht einfach überlappen lassen können. Wer da nicht draufpasst, hat ein Problem. Er muss auf den Spezialrettungswagen mit der extrabreiten Liege warten.

Wenn der Patient endlich im Krankenhaus angekommen ist, die Untersuchung irgendwie geglückt ist und dabei festgestellt wurde, dass eine Notoperation nötig ist, ergibt sich gleich das nächste Problem: Wie um alles in der Welt bekommen Ärzte und Pflegepersonal diesen Patienten auf den OP-Tisch? Die Hebemechanik, mit der Patienten bewegt werden, ist für größere Lasten gar nicht ausgelegt. Und die Liegefläche auf dem Tisch ist auch nur etwa so breit wie die Transportliege im Rettungswagen. Zur Not müssen zwei Liegen aneinandergeschoben werden. Dann kommen aber die Ärzte nicht mehr richtig an den Patienten dran, der Abstand ist zu groß. Kein Chirurg ist mit voll ausgestreckten Armen noch feinmotorisch sehr geschickt. Schon allein das macht die Operation schwieriger. Und dann tritt das nächste Problem auf: sich an den Fettschichten vorbei bis zum eigentlichen Operationspunkt zu schneiden, die Schichten mit OP-Klammern zurückzuhalten und dabei darauf zu achten, dass sie nicht im falschen Moment in den Weg rutschen. Die Schnitte sind tiefer und brauchen deshalb länger zum Heilen als bei einem dünnen Menschen. Hier melden sich dann wieder die Entzündungshormone und das geschwächte Immunsystem zu Wort.

Irgendwann kommt der Punkt, an dem Ärzte und Krankenhäuser nichts mehr gegen all die Gesundheitsprobleme eines Fettleibigen ausrichten können. Gegen all die Wechselwirkungen zwischen Krankheiten und Schäden. Der Punkt, an dem die sich gegenseitig verstärkenden Nebenwirkungen all der nötigen Medikamente nicht mehr in den Griff zu bekommen sind.

Aber für diesen Fall ist schon vorgesorgt: Bestattungsinstitute bieten Särge an im XXL-Format mit stahlverstärkten Kanten. Wenigstens die Beerdigung sollte also ohne Zwischenfälle verlaufen.

Das ist kein Scherz. Und bitte halten Sie mich nicht für zynisch. Ich erzähle Ihnen das alles so drastisch, damit in Ihrem Kopf trotz all Ihrer verständlichen Abwehrmechanismen endlich ankommt, wie schlimm die Situation wirklich ist. Um Sie herum sind lauter nette Menschen, die Sie beruhigen und die Probleme kleinreden. Warum machen die das? Weil sie Sie mögen. Und weil es sowohl Ihnen als auch diesen netten Menschen peinlich und unangenehm ist, die Sachen auf den Punkt zu bringen.

Ich habe mir abgewöhnt, das peinlich und unangenehm zu finden. Meiner Erfahrung nach hilft genau das meinen Patienten: Nach einem kurzen Schock freuen sich viele von ihnen, dass sie endlich ernst genommen werden.

Sie und ich sind hier nun unter uns und wir können uns die süße Lüge mit dem Wohlfühlgewicht einfach sparen: Dicksein ist lebensgefährlich. Es erzeugt Risiko um Risiko, Leiden über Leiden. Sie sind krank und auf dem Weg, immer kränker zu werden.

Aber dagegen können Sie etwas tun. Gerne erkläre ich Ihnen wie.

Es sind nicht immer die Hormone oder die Gene

Ich würde Sie gerne mit Herrn Schneider bekannt machen. Einem Patienten von mir, der vor einem Jahr in meine Sprechstunde kam. Damals war er 55 Jahre alt und arbeitete in der IT-Branche. Was für Sie interessant ist: sein Problem. Oder besser: wie er damit umging. Für Herrn Schneider stand der Gesundheitscheck an, den die Krankenkassen alle zwei Jahre bezahlen. Er saß mir gegenüber und war guter Dinge.

Allerdings stellte sich bei der Untersuchung heraus, dass sein Blutdruck zu hoch war. Ein Wert von 180 zu 100. Dabei nahm Herr Schneider bereits zwei Blutdrucksenkungsmittel: Betablocker und AT-1-Blocker. Offensichtlich reichte das jedoch nicht, um seinen Blutdruck auf ein akzeptables Niveau zu bringen. „Mir geht's doch gut, Herr Doktor, und ich genieße das Leben", sagte er, als ich ihn stirnrunzelnd ansah. „Sie haben 2, 3 Kilo zu viel", entgegnete ich. Das war untertrieben – aber ich wollte sehen, wie er darauf reagierte.

Etwas verschmitzt schaute mich Herr Schneider an: „Um ehrlich zu sein: Es sind locker 10 Kilo. Aber was soll ich machen? Das ist eben mein persönliches Idealgewicht. Ich esse ja auch nicht zu viel. Also, daran kann es nicht liegen. Wenn Sie mich frühstücken sehen würden, würden Sie sich wundern: Bei mir gibt's nur Graubrot, etwas Butter und Käse. Davon wird man doch nicht dick, Herr Doktor."

So ist es oft: Die Menschen staunen selbst, wieso sie Übergewicht haben. Im Fall meines Patienten kann man das ja auch verstehen: Wer wird schon fett bei Graubrot und Käse?

Nun waren es bei Herrn Schneider, wie sich später auf der Waage herausstellte, jedoch nicht zehn, sondern gleich 15 Kilo zu viel. 15 Kilo, die er mit sich herumschleppte. Seit Jahren. Ich stellte also die Frage, die sich in seinem Fall – wie in allen ähnlichen Fällen – aufdrängt: „Wenn es nicht an Ihren Essgewohnheiten liegt, weshalb sind Sie sonst dick geworden?" Ich sagte ganz bewusst *dick*. Weil ich die Dinge beim Namen nenne. Die meisten Menschen erwarten jedoch, dass man dieses heikle Thema geschickt umschifft oder besser ganz verschweigt. Doch mein Patient ließ sich von meiner Direktheit nicht aus der Ruhe bringen.

„Das kann ich Ihnen genau sagen, Herr Doktor. Das liegt in unserer Familie. Wir stammen vom Land, genetisch sind wir immer noch Bauern, also schwere Menschen, mit einem kräftigen Knochenbau. Generationen meiner Vorfahren mussten hart arbeiten. Wir sind eine Familie, die etwas mehr Reserven braucht. Als Vorsorge für härtere Zeiten. Früher war das lebensnotwendig. Heute ist es vielleicht nicht mehr ganz so wichtig – aber wir Schneiders haben diese Eigenart eben beibehalten. Es ist unser genetisches Erbe. Meine Mutter hatte auch so einen schweren Körperbau. Sie lebt noch. Quietschfidel. So schlecht kann also die Gesundheit der Schneiders nicht sein."

Als er mir diese gewichtige Erklärung für sein Dicksein gegeben hatte, faltete Herr Schneider die Hände über seinem Bauch und lehnte sich zufrieden zurück. Ich kenne diese Haltung mittlerweile recht gut und weiß, wie ich sie zu verstehen habe: „So, Herr Doktor, jetzt wissen Sie, woran Sie bei mir sind. Ich selbst kann nichts dafür, dass ich ein paar Kilo Fett zu viel draufhabe. Das ist eben mein in Jahrhunderten gefestigtes genetisches Erbe. Dagegen ist man auch als moderner Mensch mit guter Schulbildung und reicher Lebenserfahrung machtlos. Deshalb sitze ich hier – also bitte: Tun Sie was, Sie sind schließlich der Arzt! Ich kann es nicht. Gegen die Gene meiner schwer gebauten Mutter komme ich allein nicht an."

Auch ich rutschte auf meinem Stuhl etwas zurück und atmete tief durch. Für einen Mediziner ist so eine Situation schwierig. Der Patient ahnt zwar, dass sein Übergewicht schädlich für ihn ist. Aber er ist fest davon überzeugt, dass er nichts dafürkann. Er weist alle Verantwortung dafür weit von sich und delegiert sie an seinen Arzt. Da die Ursache für die Gewichtszunahme in seinen Augen rein medizinischer Natur ist, soll die Medizin auch gefälligst dafür sorgen, dass die Fettmassen wieder verschwinden – oder wenigstens die Folgeerscheinungen des Fettseins gedämpft werden.

Herr Schneider glaubte wie viele andere seiner „Leidensgenossen", dass sein Übergewicht auf eine ganz spezielle Art zu ihm passt. Er beugte sich leicht vor und lächelte mich an. „Wenn ich ehrlich sein soll, ich habe mich an mein Gewicht gewöhnt. Ich bin eben so. Das gehört zu mir. Unter meinen Kollegen gelte ich als ruhender Pol."

Dass er als ruhig und besonnen galt, glaubte ich Herrn Schneider gerne. Nur – wenn man in stressigen Situationen die Ruhe bewahrt, ist das am allerwenigsten dem Körperfett zu verdanken, das sich im Laufe der Jahre angesammelt hat.

„Bewegen Sie sich denn genug?", fragte ich Herrn Schneider. Ich wollte ihn aus der Reserve locken. „Klar tue ich das. Ich mähe alle zwei Wochen den Rasen." – „Auch im Winter?" – „Nein, nur im Sommer. Ab und zu mache ich einen Spaziergang mit meiner Frau. Etwa ein- bis zweimal die Woche. In der Firma nehme ich nie den Aufzug, sondern immer die Treppe. Obwohl mein Büro im dritten Stock liegt und mir manchmal die Puste ausgeht. Aber joggen oder so? Wir arbeiten locker 60–70 Stunden in der Woche. Da bleibt wenig Zeit für Langläufe. Ich bin ja auch kein Hochleistungssportler."

Da sitzt man also als Arzt einem Patienten gegenüber, der davon überzeugt ist, alles richtig zu machen, sich richtig zu ernähren, sich genug zu bewegen und mit seinem Körper in Einklang zu leben. Dass es da gewisse Probleme gibt – Bluthochdruck, Kurzatmigkeit usw. –, nun ja. Ignorieren kann Herr Schneider die Probleme nicht. Aber sich darum kümmern? Das ist nicht sein Job. Deswegen ist er ja bei mir. Zumindest sieht er es so.

Herr Schneider ist keine Ausnahmeerscheinung. Dicke, die ich in meiner Praxis behandle, haben sich oftmals mit ihrem Zustand arrangiert. Das heißt, sie verdrängen ganz gut, welchen gesundheitlichen Risiken sie sich aussetzen. Was aber noch schwerwiegender ist: Sie lehnen jede Verantwortung dafür ab, dass sie so geworden sind, wie sie sind.

Übergewichtige suchen gerne eine bequeme Ausrede für die Fettmassen, die ihr Körper meistens im Bauchbereich gespeichert hat – und Sie wissen bereits, dass das der Ort ist, wo das Fett am schädlichsten ist. Mal sind es die Gene, mal sind es die Hormone. Dabei tritt oft eine beachtliche medizinische Finesse an den Tag: Immerhin geht es darum, Gründe dafür zu finden, dass sie dick sind und daran nichts ändern können.

Allerdings gehen Frauen und Männer sehr unterschiedlich mit ihrem Dicksein um. Männer versuchen, dem oft damit verbundenen negativen Selbstwertgefühl etwas entgegenzusetzen, indem sie sich die üblichen Ausflüchte leisten – wie die Überzeugung, ihr Gewicht passe zu ihnen, mache sie als Moppel gemütlicher und beliebter. Bis Männer sich dazu entschließen, abzunehmen, muss oft erst etwas Schwerwiegendes passieren – womöglich ein Herzinfarkt.

Bei Frauen hingegen spielt die Ästhetik eine wichtige Rolle. „Ich würde so gerne mal wieder mein Hochzeitskleid anziehen", höre ich da oder „Ich will auch knackige Jeans tragen". Frauen sind zugänglicher als Männer, wenn es um die Ursachen für das Dicksein geht. Sie achten einfach strenger auf ihr Äußeres und ihre Gesundheit, sie leiden jedoch auch mehr unter der Gewichtszunahme.

Die Schilddrüse als Ursache: kann sein, muss aber nicht!

So erging es auch Manuela Kaiser, einer anderen Patientin von mir. In den letzten Monaten hatte sie auf für sie unerklärliche Weise acht Kilo zugenommen. Und das wurmte sie enorm. Dabei hatte sie in dieser Zeit nichts an ihrem Lebenswandel verändert. Für sie, Mitte dreißig und erfolgreiche Businessfrau, lag die Sache auf der Hand. Es müsse an der Schilddrüse liegen. Sie habe nämlich gelesen, dass es zwischen einer Fehlfunktion der Schilddrüse und Übergewicht einen Zusammenhang gibt.

Übrigens sah ich diese überzähligen Kilos Frau Kaiser auf den ersten Blick nicht an. Sie war sehr gepflegt und verstand es, sich zu kleiden. Sie zeigte vor allem Geschick darin, ihre Problemzone zu kaschieren – den Bauch.

Ich weiß ja nicht, wohin Sie bei einem Menschen zuerst schauen. Ich als Arzt habe da mittlerweile meine ganz eigene Vorliebe ausgebildet: Ich schaue zuerst auf den Bauch. Die Beschaffenheit dieses Körperteils versorgt mich in Sekundenbruchteilen mit wichtigen Informationen. Medizinischen Informationen, versteht sich.

Ja, die Schilddrüse. Warum spielt sie überhaupt eine Rolle, wenn es ums Dicksein geht? Sie produziert ein Hormon, das sinnigerweise Schilddrüsenhormon heißt. Dieses Hormon ist der Taktgeber für Ihren Körper und wirkt wie das Gaspedal bei Ihrem Auto. Geben

Sie wenig Gas, fährt Ihr Auto langsam; geben Sie viel Gas, fährt es schnell. Wenn Ihr Gaspedal blockiert ist und Sie es nur so weit durchtreten können, dass Ihr Fahrzeug mit einer Geschwindigkeit von 30 Kilometern pro Stunde fährt, haben Sie spätestens bei einer Autobahnfahrt ein Problem. Genauso ist es mit dem Schilddrüsenhormon: Bei einer Schilddrüsenunterfunktion wird zu wenig Hormon produziert, sodass Ihr Stoffwechsel nur noch auf Sparflamme fahren kann. Im Ergebnis sind Sie müde, schlapp und haben für die Aufgaben Ihres Alltags nicht mehr genügend Energie.

Wenn Ihr Stoffwechsel aber nur noch im Sparmodus läuft, verbrauchen Sie auch kaum noch Energie. Wenn Sie dann Ihre gewohnte Energiemenge über Ihre Nahrung aufnehmen, legt Ihr Körper Fettreserven an. Sie nehmen zu!

Es gibt einen Satz, den ich immer wieder bei Dicken höre: „Herr Doktor, es sind die Drüsen." Die Schuld wird den Hormonen zugeschoben. Als Arzt nehme ich die Sorgen meiner Patienten immer ernst, auch wenn sie sich als falsch erweisen oder als Versuch, die Verantwortung für ihr Übergewicht loszuwerden; nämlich es an die Medizin zu delegieren – also an den Arzt. Dahinter steht die uneingestandene Hoffnung, der Arzt könnte ihnen ein Präparat verschreiben, das die vermeintliche Ursache für ihr Gewichtsproblem angeht, ohne dass sie etwas in ihrer Lebensführung, vor allem aber an ihrem Essverhalten ändern müssen.

Man kann einer solchen Strategie nicht mit Vorwürfen oder steilen Gegenargumenten begegnen. Zumindest halte ich das nicht für sehr Erfolg versprechend. Was aber meistens dazu führt, dass die Patienten in dieser Hinsicht etwas genauer hinsehen und vielleicht sogar umdenken, ist – Objektivität. Objektivität heißt in diesem Fall biologische oder medizinische Aufklärung.

Eine Waage ist objektiv. Ein Maßband, mit dem man den Bauchumfang misst, ist genauso objektiv, aber noch sinnvoller, wie ich zeigen werde. Aber das ist nur der erste Schritt. Der zweite Schritt besteht darin, abzuklären, ob es medizinische Gründe für das Dicksein gibt.

Bei Frau Kaiser hieß das: Wir haben ihre Schilddrüse genauer untersucht. Das ist ein üblicher Check, wenn Patienten mit Übergewicht kommen. Vor allem bei Frauen, die nämlich häufiger als

Männer unter einer Schilddrüsenunterfunktion leiden. Wir führten also eine Blutentnahme durch und schauten uns ihre Werte an.

Das Ergebnis: Frau Kaiser hatte wirklich eine leichte Unterfunktion der Schilddrüse. Ich verschrieb ihr also das nötige Medikament zur Steigerung der Schilddrüsenfunktion. Nach ein paar Wochen erschien sie wieder in meiner Praxis. Sie war glücklich und erleichtert: Sie hatte wirklich etwas abgenommen. Nur ein, zwei Kilo. Aber das war immerhin ein Anfang.

Das ist aber nicht die Regel. Frau Kaiser stellt eine große Ausnahme dar. Meistens läuft es anders, wenn auch anfangs genauso wie im beschriebenen Fall: Die Patientin hat zugenommen. Der Arzt schaut sich die Werte an – aber es stellt sich heraus, dass die Schilddrüse in Ordnung ist, dass sie also normal arbeitet. Das Übergewicht, unter dem sie leidet, hat nichts mit ihrer Schilddrüse zu tun.

Nicht selten schwenken dicke Frauen dann um: Wenn es nicht die Schilddrüse ist, dann ist es die Pille, garantiert! Denn mit Hormonen muss es ja nach ihrer Meinung etwas zu tun haben, dass sie so zugenommen haben.

Die Antibabypille enthält die weiblichen Geschlechtshormone Östrogen und Gestagen. Durch die Zufuhr von Östrogen wird dem Körper vorgetäuscht, er sei schon schwanger. Deshalb kann er während der regelmäßigen Einnahme des Medikaments ja auch nicht schwanger werden. Das ist der Sinn der Sache: Empfängnisverhütung durch einen Hormontrick.

In der Tat kann die Pille, insbesondere wenn sie zu hoch dosiert ist, zu Fetteinlagerungen führen. Jedoch in der Regel nicht am Bauch, sondern am Po. Gleiches gilt für eine Hormonersatztherapie in den Wechseljahren. Ein Gespräch mit Ihrem Frauenarzt sollte rasch Aufklärung geben. Möglicherweise muss nur die Dosierung reduziert werden.

Was viele nicht wissen, ist, dass auch Frauen männliche Geschlechtshormone haben, sogenannte Androgene. Und genau wie bei Männern fällt der Blutspiegel der Androgene bei Frauen im Laufe des Lebens ab. Ein Zuwenig dieser Hormone kann tatsächlich zu mehr Bauchfett führen. Auch Müdigkeit und Stimmungsschwankungen können durch zu niedrige Pegel des männlichen Geschlechtshormons verursacht sein. Eine Bestimmung des Hormonwerts kann also sinnvoll sein.

Die Ausrede mit den Genen gilt nicht mehr

Das ficht Herrn Schneider ohnehin nicht an. Schließlich nimmt er keine Antibabypille. Und mit Östrogenen hatte er bislang auch noch keine Probleme. Er hat sich dafür auf die seit Generationen erworbenen Gene versteift.

Als Anfang des Jahrtausends das Genom des Menschen entschlüsselt wurde, glaubte die Wissenschaft, die Medizin könnte nun alles heilen – sie hatte ja jetzt den vermeintlichen Schlüssel. Aber dann zeigte sich, dass die Gene eben nicht allein bestimmend sind: Unser Verhalten und sogar unser Denken beeinflussen die Aktivität bzw. die Ausprägung unserer Gene, und damit haben wir den Schlüssel für unser Schicksal ganz wesentlich in unserer Hand. In der Wissenschaft heißt das Beeinflussen der Aktivität bzw. der Ausprägung unserer Gene Epigenetik. Kurzum: Es bleibt Ihnen überlassen, den Vorgaben Ihrer Gene sklavisch zu folgen oder sich dagegen zu wehren – vielleicht gerade weil Sie eine Anlage haben, von der Sie wissen, dass sie Ihrer Gesundheit und Ihrer Lebensqualität schadet.

Anders gesagt: Sie bestimmen durch Ihr Verhalten, durch Ihren Lebensstil und Ihre Ernährung, ob sich eine negative genetische Veranlagung auch negativ auswirkt. Trotz der Gene. Oder gerade wegen der Gene.

Beim Dicksein ist es nicht anders: Selbst wenn Sie die Veranlagung haben, dick zu sein, müssen Sie nicht dick sein. Sie haben immer noch ein Wörtchen mitzureden. Und zwar bei jedem Pfund. Wenn Sie aber die Verantwortung für sich und Ihren Körper abgeben, geben Sie auch die Macht über sich ab. Ich weiß nicht, wie Sie dazu stehen: Aber ich möchte die Macht über mein Leben auf keinen Fall abgeben, nicht an einen Arzt, nicht an einen Politiker. Und auch nicht an die Gene.

Wissen ist Macht, heißt es. Das klingt etwas pathetisch, aber es ist richtig. Und es ist gut: weil dieses Wissen Sie in die Pflicht nimmt!

Der Schwindel mit dem Body-Mass-Index

Wenn Sie zu dick sind und nach Erklärungen suchen, ist es wichtig, dass Sie genug über Ihren Körper und dessen Funktionen wissen.

Wenn Sie verstehen, warum Sie dick sind, ist es einfacher, auch etwas dagegen zu tun. Deshalb ist es wichtig, alle Ursachen für das Dicksein abzuklappern. Das tue ich mit jedem Patienten. Und nur wenn Sie wissen, dass Ihre Erklärung nicht passen kann, sind Sie vielleicht bereit, sich auf eine andere einzulassen. Und wenn das dann auch noch die richtige Erklärung ist, haben Sie den Kampf gegen Ihr Übergewicht fast schon gewonnen.

Vorher aber muss jeder Adipositas-Patient durch einige Türen gehen. Die erste Tür ist die aufrichtige Beantwortung der Frage: Bin ich dick?

Falls Sie zu denjenigen gehören, die sich in wolkigen Erläuterungen über die Relativität von Schlanksein und Dicksein ergehen, möchte ich Ihnen gleich den Wind aus den Segeln nehmen. Ich setze auf Verbindlichkeit. Die Frage lautet also: Wann bin ich dick?

Und hier kommt die Waage ins Spiel. Sie geht das Problem ganz nüchtern an, indem sie Ihnen Ihr Gewicht in Zahlen anzeigt. Aber das muss nicht bedeuten, dass Sie verstehen, was die Waage Ihnen sagen will. Herr Schneider hat beispielsweise als Informatiker einen gänzlich unverkrampften Draht zu Zahlen. Er wird sofort sagen: 90 Kilo sind nicht viel, wenn ein Mann kräftig gebaut ist.

Hingegen für eine Patientin wie Frau Kaiser sind 90 Kilo durchaus viel, 90 Kilo sind für sie eine Katastrophe. Das würde wiederum sogar Herr Schneider, ein Meister in der Kunst der Relativierung, einsehen: Wenn seine Frau über 90 Kilo wiegen würde, wäre das auch in seinen Augen ein Programmierfehler. Den es zu beheben gilt. Von sich aber sagt er: Ich liege gewichtsmäßig genau richtig. Trotz Bauch. Der gehört einfach dazu.

Herr Schneider erinnert mich übrigens an einen Kommunalpolitiker, den ich auf einer Veranstaltung kennengelernt habe. Der stark übergewichtige Mann hat den Wählern empfohlen, „den Dicken" zu wählen, also ihn. Dicksein steht in den Augen dieses Volksvertreters für Zuverlässigkeit, Jovialität, Standfestigkeit. Das ging sogar so weit, dass er von seinem unübersehbar mächtigen Bauch als von seinem „Überhangmandat" sprach.

Meinen Patienten Schneider würde diese Ausdrucksweise sicher belustigen, denn er kann der Ansicht des Überhangmandatsträgers durchaus etwas abgewinnen – verbrämt sie doch sein Dicksein als eine sympathische Charaktereigenschaft.

Nun gibt es zur Beantwortung der Frage, wann jemand dick ist, noch andere Verfahren. Wie den BMI, den Body-Mass-Index. Eine einfache Formel, mit der zu hantieren viele längst gelernt haben: $BMI = m/l^2$. In Worten: Körpermasse (m) in Kilo geteilt durch Körpergröße (l) in Metern zum Quadrat. Ist jemand zum Beispiel 1,70 Meter groß und wiegt 90 Kilo, ergibt sich ein BMI von 31,14 kg/m^2. Als normalgewichtig gelten Menschen mit einem BMI zwischen 20 und 25. Zwischen 25 und 30 spricht man von der Vorstufe zum Übergewicht – Präadipositas –, ab einem BMI von 30 von Adipositas.

Aber diese beliebte Messmethode hat ihre Tücken. Warum? Stellen Sie sich einfach einen Bodybuilder und einen Mann mit einem erheblichen Bauch vor. Beide sind gleich groß, gleich schwer (siehe Skizze unten). Mit dem Ergebnis: Beide haben den gleichen BMI! Dabei könnte das Erscheinungsbild unterschiedlicher nicht sein: Der Bodybuilder hat kaum ein Gramm Fettgewebe an seinem durchtrainierten Körper; trotz seiner vielen Muskeln ist er schlank. Hingegen schleppt der andere einen fußballgroßen Bauch vor sich her. Aus schädlichem Fett. Er ist dick.

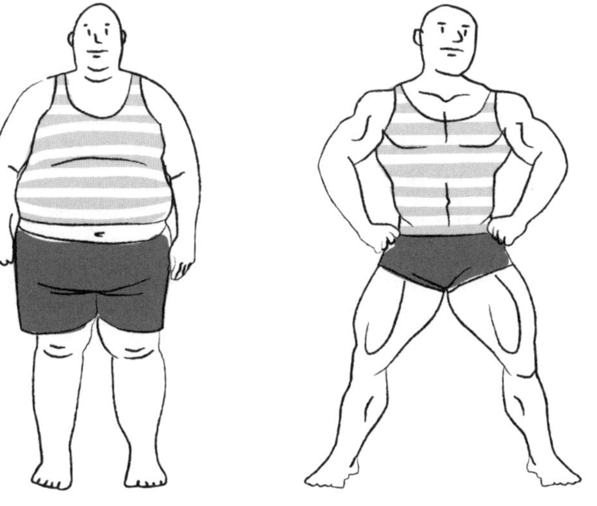

Da stimmt also etwas nicht mit dem famosen BMI. Der Mensch ist eben nicht zu reduzieren auf einen mathematischen Bruch. Er ist ein komplexer Organismus, der aus unterschiedlichen Zellen und aus einer Seele besteht.

Ich plädiere, wie eine Reihe meiner Kollegen mittlerweile auch, für das gute alte Bandmaß und für die ebenso einfache wie sinnvolle Methode des Messens des Bauchumfangs. Mit dieser schlichten Methode wird das gefährliche Bauchfett erfasst.

Damit Sie wissen, wie Sie Ihren Bauchumfang zu bewerten haben: Frauen sollten unter 88 Zentimetern Bauchumfang bleiben – ideal wären weniger als 80 Zentimeter. Bei Männern liegt die Obergrenze, die sie nicht überschreiten sollten, bei 102 Zentimetern, besser noch unter 94 Zentimetern; damit ist auch der Mann auf der richtigen Seite. Sie messen am besten morgens, und zwar, indem Sie das Maßband mittig zwischen unterster Rippe und Oberkante des Hüftknochens anlegen; das ist meist ungefähr auf der Höhe des Bauchnabels.

Unser Körper besteht aus verschiedenen Komponenten: Knochen, Muskulatur, Organen, Wasser – und natürlich Fett.

Wasser macht den größten Anteil am menschlichen Körper aus: Der Mensch besteht zu 60–70 Prozent aus Wasser. Ohne Wasser gibt es kein Leben; das Wasser transportiert Nährstoffe und Botenstoffe zu den Zellen, egal wie weit entfernt sie sein und welche Aufgabe sie erfüllen mögen. Und Wasser bringt viel Gewicht auf die Waage. Aber es ist nicht gefährlich. Es ist das Fett, um das es geht; das Fett in Ihrem Körper und besonders das Fett im Bauch, das sogenannte viszerale Fett, das die entzündungsfördernden Hormone bildet. Das müssen Sie loswerden. Daran führt kein Weg vorbei.

Nun kennen Sie einige Gründe, die gerne als Ursache für das Entstehen des Bauchfetts bemüht werden: die Schilddrüse, die Gene, die weiblichen Geschlechtshormone.

Es hat sich gezeigt, dass sie in den meisten Fällen nicht ursächlich für die Gewichtszunahme sind, aber von den Patienten gerne vorgeschoben werden, um die Verantwortung für ihr Dicksein loszuwerden und um möglichst so weiterzumachen wie bisher.

Macht Stress dick?

Allerdings gibt es noch andere medizinische Gründe, die bei Fettleibigkeit in den Vordergrund rücken – und von den Patienten auch gerückt werden. Dicke, die eingesehen haben, dass sie dick sind, sagen mir nicht selten: „Es ist doch kein Wunder, dass ich ständig zunehme. Denken Sie doch mal an den täglichen Stress, den ich beruflich habe!"

Um den Grad der Anspannung meiner Patienten festzustellen, habe ich eine ganz einfache Untersuchungsmethode, die ich auch heute noch anwende. Ich schiebe meinen Unterarm unter das Bein eines liegenden Patienten und hebe sein Knie an. Dann bitte ich ihn, das Bein locker und den Unterschenkel einfach fallen zu lassen. Schon als ich mich im Jahr 2000 niedergelassen habe, konnten das die meisten nicht. Aber die Kinder hatten damals keine Probleme mit diesem kleinen Test: Sie konnten sich entspannen, sie ließen ihr Knie ganz locker auf meinem Arm ruhen.

Nun ist Stress heute übermächtig geworden, fast jeder steht unter einem immensen Druck. Das hat sich in den letzten Jahren rapide verstärkt. Dieser Druck führt bei vielen Menschen dazu, dass sie ihre Pläne, ihre Ziele fürs Leben verlieren. Sie leben nicht mehr, sie werden gelebt. Manchmal frage ich meine Patienten, was die Person, die sie vor 20 Jahren waren, heute zu ihnen sagen würde.

Ich sage dann zum Beispiel zu einer 40 Jahre alten Patientin: „Stellen Sie sich vor, neben Ihnen sitzt die Frau, die Sie mit 20 waren. Was würde sie heute zu Ihnen sagen? Würde sie zu Ihnen sagen, genauso haben wir beide uns unsere Entwicklung vorgestellt; du bist heute genau die geworden, von der wir vor 20 Jahren geträumt haben? Oder würde sie zu Ihnen sagen: Eigentlich haben wir uns das doch ganz anders gedacht, unsere Ziele und Wünsche waren ganz andere?" Oft kommt es vor, dass meine Patienten in dieser Situation sichtbar schlucken müssen, manche brechen spontan in Tränen aus.

Früher waren vor allem Führungskräfte von Stress betroffen, also Leute, die ständig schwierige Entscheidungen treffen müssen, die in ihrem Job große Verantwortung zu schultern haben. Deshalb sprach man ja auch gerne von der „Managerkrankheit"; die breite Masse war nicht so betroffen.

Heute ist das anders, die mittlere Ebene ist längst ebenso erfasst wie die Chefetage. Diese Menschen stecken in der sogenannten „Sandwichposition“: Sie bekommen von beiden Seiten Druck, von oben, von gleich mehreren Chefs, und von unten, nämlich von denjenigen, die stets souveräne Führung, Entscheidungsstärke und Anleitung erwarten. Unter dieser Belastung leiden die Menschen, und wenn sie nach Hause kommen, haben sie privaten Stress, weil die Menschen, mit denen sie zu tun haben, längst auch schon Stressopfer sind und sich entsprechend verhalten. Sie reagieren nervös, manchmal sogar panisch oder aggressiv.

Die ständige Erreichbarkeit, die von Mitarbeitern heute erwartet wird, wirkt sich ebenfalls negativ aus. Allzeit bereit, am Feierabend, am Wochenende – und im Urlaub. Der Chef erwartet das. Wer nicht mitspielt, bekommt Probleme. Selbst in der Schule hat der Stress, also Leistungsdruck und Gruppendruck, zugenommen. Das kann ich unmittelbar in meiner Praxis feststellen. Plötzlich schaffen es nämlich auch die Kinder nicht mehr, bei dem Knietest entspannt zu reagieren.

Die Nackenmuskulatur ist noch so ein Stressindikator. Sie ist ein ganz sensibler Bereich, wo sich der Stress besonders bemerkbar macht. Die Menschen nehmen permanent eine Habtachtstellung ein: Sie ziehen die Schultern hoch. Beobachten Sie einmal an der Ampel die Verkehrsteilnehmer. Fast alle sind sehr angespannt, die Schultern sind angehoben. Diese Stresshaltung – nichts anderes ist es – belastet die Nackenmuskulatur. Der Muskelbereich wird steinhart, daraus entstehen dann chronische Kopfschmerzen. Das sind auch Stressfolgen. Und wie mir scheint, ist noch kein Ende in Sicht.

Übrigens stehe ich mit meinen Beobachtungen nicht allein da: Die Weltgesundheitsorganisation WHO prognostiziert für die nächsten Jahre eine Zunahme der stressbedingten Erkrankungen. Stress rückt als Krankheitsursache ganz nach vorne. Dennoch gibt es Kollegen von mir, die gerne behaupten, das Burn-out-Syndrom sei eine Erfindung. Ich kann nur sagen: Mediziner, die das glauben, leben hinter dem Mond. Burn-out ist die Endstation der Stresserkrankung!

Eine Frage, die ich Patienten oft stelle: „Wie geht es Ihnen überhaupt?“ Früher hörte ich da ganz unterschiedliche Antworten. Da drückt es, da tut es weh; das klappt, das geht wieder besser. Oder ich hörte ein „Gut!“ und bekam sofort darauf die neuen Abenteuer der

Hauskatze aufgetischt. Heute aber heißt es oft: „Ich bin völlig am Ende!“ Der Patient ist ausgebrannt, er hat dem Stress nichts mehr entgegenzusetzen. Das bemerke ich auch daran, dass die indirekten Stresssymptome immer häufiger auftreten. Das heißt, wir haben es in allen medizinischen Bereichen mehr und mehr mit Krankheiten zu tun, die durch permanenten Stress hervorgerufen werden.

Stress ist also ein psychisches und ein körperliches Problem. Körper und Seele sind bei jedem Menschen immer miteinander verbunden. Wird der eine Teil krank, erkrankt automatisch auch der andere. Schon die alten Römer wussten, dass Körper und Seele zusammengehören und auch immer zusammen gedacht werden müssen. Sie hatten dafür den Spruch: *Mens sana in corpore sano sit.* Zu Deutsch: Ein gesunder Geist sei in einem gesunden Körper.

Stress lässt sich auch messen. Denn in Stresssituationen, wenn sich der Körper im Alarmzustand befindet, werden Hormone ausgeschüttet, die sogenannten Stresshormone. Dazu gehören Adrenalin und Noradrenalin. Viel wichtiger für unsere Thematik ist jedoch Cortisol.

Wenn vermehrt Adrenalin ausgeschüttet wird, ist der Körper in erhöhte Leistungsbereitschaft versetzt. Die Rede ist dann aber von positivem Stress. Denken Sie nur an das Glücksgefühl beim Sex. Es kommt zu vermehrter Hormonausschüttung, die die Liebenden anspornt und ihnen Befriedigung verschafft. Oder an die guten Gefühle, die sich mit einem Sieg bei einer Olympiade verbinden. Was glauben Sie, unter welchem Druck ein Olympiateilnehmer steht? Bei der Vorbereitung, während der Qualifikation, in der Trainingsphase. Welche Anspannung das über eine so lange Zeit mit sich bringt. Ein schier unglaublicher Stress. Und dann die Belohnung: Goldmedaille! Die Erlösung von alldem und die Belohnung für die Mühen und Quälereien. Die Gewinner sind überglücklich, euphorisch.

Auch bei der Arbeit kann es positives Stresserleben geben. Wenn Sie nämlich etwas tun, das Sie befriedigt, richtig fordert und Ihnen dann auch gelingt. Das ist einfach toll, jeder kennt das. Und diejenigen, die keine Arbeit haben, leiden sehr darunter, dass ihnen genau dieses Erfolgserlebnis fehlt.

Für die Stressbilanz im Beruf gilt: Wenn das Verhältnis zwischen dem Aufwand, den der Mitarbeiter betreibt, und der Gratifikation stimmt, die er dafür bekommt, dann hat er positiven Stress. Wir nennen diesen positiven Stress Eustress. Das kommt aus dem Griechischen, „eu“ bedeutet: gut, richtig.

Wichtig ist also, dass der Arbeitende eine angemessene Entlohnung für seine Arbeit erhält. Das fängt beim Gehalt an, geht über die verdiente Beförderung bis zur Anerkennung durch Zuspruch und Lob. Wenn dieses Verhältnis aber im Ungleichgewicht ist, wenn der Leistungsträger also das Gefühl hat, dass man seine Leistung nicht zu würdigen weiß, sie sogar ignoriert oder er gezielt runtergemacht wird, dann entsteht negativer Stress. Wir sprechen hier von Disstress, vom Lateinischen „dis“ – schlecht.

Ich habe eine Patientin, die sehr unter diesem Disstress leidet. Sie leidet so sehr, dass sie dadurch erkrankt ist. Mittlerweile trinkt sie sogar. Die Zunahme an Stress hat sie zur Alkoholikerin gemacht.

Diese Frau hat eine verantwortungsvolle Position in einem weltweit tätigen Unternehmen. Den ganzen Tag über wird sie mit E-Mails bombardiert, die ihr schwierige Entscheidungen abverlangen. Morgens früh kommt die erste aus Asien, abends die letzte aus Südamerika. Eigentlich könnte sie damit gut leben, denn sie ist eine Frau, die ihre Arbeit genießt, ja dem Leistungsdruck sogar etwas Positives abgewinnen kann. Dennoch geht es ihr zunehmend schlechter.

Sie steckt mitten in einer Gratifikationskrise. Sie betreibt beruflich einen Riesenaufwand, agiert immer am Limit. Aber sie bekommt keine positive Resonanz. Ihre Vorgesetzten loben ihre überdurchschnittlichen Leistungen nicht, sie gehen über ihre offensichtlichen Erfolge hinweg. Und irgendwann bleibt auch die nächste Gehaltserhöhung aus. Sie wird einfach „vergessen“. Da fehlt dann auch das finanzielle Trostpflaster für die permanente Anspannung. Das ist bitter. Niemand erträgt das lange, ohne krank zu werden.

Das Leben dieser Frau ist zur reinen Stressnummer mutiert: Sie hat den ganzen Tag malocht und geht abends mit ihrem Mann zum Abendessen. Sie will sich endlich etwas entspannen. Kaum sitzen die beiden im Restaurant, erreicht sie eine E-Mail. Die duldet dann aber keinen Aufschub, die Nachricht muss sofort bearbeitet werden. Die erhoffte Entspannung in der Freizeit: Fehlanzeige!

Wenn immer mehr gleichzeitig erledigt werden muss, ist oft die Rede von Multitasking. Einige bilden sich etwas darauf ein, mehrere Sachen gleichzeitig erledigen zu können: telefonieren, E-Mails beantworten, ein Gespräch beim Abendessen führen. Aber das ist ein Irrweg. Multitasking ist ein erheblicher Stressfaktor – auch wenn besonders Frauen gerne von sich behaupten, sie könnten das gut. Das Gehirn kann immer nur eine Aufgabe erledigen. Multitasking führt dazu, dass die Gedanken ständig hin und her springen müssen. Stress und Fehler sind vorprogrammiert!

Wenn der negative Stress also überhandnimmt, wenn ein Missverhältnis zwischen den hohen Anforderungen und der Widerstandskraft eintritt, dann muss der Körper etwas tun: Er schüttet Hormone aus. In erster Linie Cortisol. Dieses Hormon ist die Antwort des Körpers auf die verschärfte Situation. Es wird in der Nebennierenrinde gebildet und sorgt dafür, dass das Schaltzentrum im Gehirn das bekommt, was es in Stresssituationen braucht: mehr Energie. Cortisol sorgt für ein erhebliches Hungergefühl. Viele Menschen essen deshalb unter Dauerstress mehr, und einige Forschungsergebnisse deuten sogar darauf hin, dass ein leichtes Übergewicht für Menschen mit viel Stress günstig ist. Dauergestresste Schlanke haben meist höhere Cortisolspiegel als Dicke unter Dauerstress. Ein kontinuierlich erhöhter Cortisolspiegel ist nach heutigem Wissensstand ein eigenständiger Risikofaktor für Herzinfarkt.

Der erste Schritt besteht deshalb oft nicht darin, die Ernährung zu verändern, sondern eine Lösung für den Stress zu finden. Sie können Ihrem Leben jederzeit eine neue Richtung geben, eine Richtung, die mehr Ihren Neigungen und Zielen entspricht und die für Sie dann auch weniger Stress bedeutet. Sie erinnern sich an mein Gespräch mit meiner 40 Jahre alten Patientin, die ich gefragt habe, was die Person, die sie mit 20 war, heute zu ihr sagen würde. Man kann natürlich auch in die Zukunft schauen, die Frage an meine Patientin wäre dann: „Was möchten Sie mit 60 rückblickend zu sich sagen? Den Grundstein dafür legen Sie heute.“

Sage mir, was du isst – und ich sage dir, was du wiegst!

Noch mal zu Herrn Schneider: Übergewicht, Bluthochdruck, zwei Blutdrucksenker zum Essen. Eigentlich müsste er jetzt ein drittes Präparat nehmen, was er natürlich nicht will. Die beiden Blutdrucksenker, die er täglich zweimal schluckt, beeinträchtigen seine Lebensqualität schon genug; und es hatte auch eine Weile gedauert, bis wir diese beiden für ihn passenden Medikamente gefunden haben. Beim ersten Präparat schwollen seine Knöchel an. Das kommt häufig vor, er musste auf ein anderes Medikament eingestellt werden. Bei dem anderen bekam er Husten – es musste ein Hustenblocker her. Er hat also schon eine turbulente Vorgeschichte, und nun soll noch ein drittes Medikament hinzukommen. Verständlicherweise ist Herr Schneider da besorgt.

Er musste der Tatsache ins Auge schauen: Es waren nicht die schweren Knochen seiner Mutter, auch nicht die Hormone. Aber was dann? Herr Schneider war weiterhin der festen Überzeugung, dass kein Zusammenhang zwischen seinem Übergewicht und seinen Essgewohnheiten bestand. Dennoch alarmierte ihn die Aussicht, ein drittes Medikament gegen Bluthochdruck nehmen zu müssen, so sehr, dass er sich auf ein Experiment einließ, zu dem ich jedem Patienten mit Gewichtsproblemen rate. Wir verständigten uns darauf, dass Herr Schneider ein paar Tage lang ein Ernährungsprotokoll führen sollte. Er willigte ein. Schließlich hatte er verstanden, dass es ernst war. Mit hohem Blutdruck ist nicht zu spaßen.

Nun könnte ein Arzt befürchten, dass ein Mann wie Herr Schneider, der davon überzeugt war, sein Übergewicht habe mit allem Möglichen zu tun, aber ganz sicher nicht mit seiner Ernährung, mit einem Ernährungsprotokoll eigenwillig verfahren würde. Aber die Praxis zeigt, dass die Patienten dabei ehrlich sind. Es kommt fast nie vor, dass jemand flunkert. Das Protokollieren der in einem bestimmten Zeitraum konsumierten Nahrungsmittel nehmen die Menschen ernst.

Nach einer Woche kam er wieder in meine Sprechstunde und legte mir einen Zettel vor, auf dem er akribisch notiert hatte, was er wann gegessen hatte. Es stellte sich heraus, dass Herr Schneider ein typischer deutscher Esser war.

Er nahm oft kleine Mahlzeiten zu sich, über den ganzen Tag verteilt. Diese Mahlzeiten enthielten vor allem eines: Kohlenhydrate. Selten Obst, Gemüse oder Salate. Alle behaupten ständig, sie würden sich ausgewogen ernähren und wüssten, wie wichtig pflanzliche Nahrung ist. Wenn man dann aber mittels eines solchen Ernährungsprotokolls genauer hinschaut, muss man sich sehr wundern: Die meisten Deutschen essen weit weniger Obst und Gemüse, als sie von sich behaupten. Außerdem isst sich die Mehrheit der Esser nie richtig satt. Am Horizont winkt ja bereits die nächste kleine Mahlzeit, die sich verputzen lässt.

Herr Schneider konsumierte im Laufe der Woche, die er für uns dokumentiert hatte, vor allem Brot, Brötchen, Kartoffeln, Reis und Nudeln. Dazu kam noch viel Fleisch – das ist ja immer so. Natürlich auch Süßigkeiten, obwohl die Nascherei bei ihm nicht die ganz große Rolle spielte. Dafür gab es am Abend ein Bier.

Das Muster der Ernährungsprotokolle ist fast immer gleich: morgens Brötchen mit Wurst oder Käse, mittags einen Haufen Kohlenhydrate mit Fleisch und abends dann wieder das obligatorische Brot mit Belag. Und zwischendurch Kleinigkeiten wie einen Keks oder einen Joghurt – natürlich als Fertigfruchtjoghurt, der vor allem Zucker und nur selten wirkliche Früchte enthält – oder auch mal einen Apfel.

Eines ist offensichtlich: Fettleibige zeigen in ihrem Ernährungsverhalten eine deutliche Vorliebe für Kohlenhydrate. Und wenn wir Kohlenhydrate essen, wird, wie Sie bereits wissen, Insulin ausgeschüttet, das Dickmacherhormon schlechthin.

Werden dem Körper nämlich zu viele Kohlenhydrate zugeführt, bewirkt das Insulin, dass die Fettzellen sich schließen. Sie tun das deshalb, weil sie den ganzen Zucker – denn nichts anderes sind Kohlenhydrate letztlich – nicht mehr abarbeiten können. Die Türen schlagen zu, die Zellen machen dicht. Das hat den Effekt, dass der Fettabbau zum Erliegen kommt: Da die Wege verschlossen sind, kann der Körper kein Fett mehr aus den Fettzellen abbauen. In meinen Vorträgen gebrauche ich für diesen Zustand oft ein Bild. Ich sage meinen Zuhörern: Stellen Sie sich vor, ich schließe die Tür zu diesem Raum ab, dann kommen Sie nicht mehr raus. Hierin liegt auch der Grund dafür, dass Kohlenhydrate die eigentlichen Fettmacher sind. Sie verschließen über das Hormon Insulin die Zellen und verhindern so den dringend nötigen Abbau von Fett.

Herr Schneider staunte nicht schlecht, als ich ihm das erklärte. Zum ersten Mal erkannte er einen Zusammenhang zwischen seiner Ernährung und seinem Übergewicht – und damit auch seinem medizinischen Sekundärproblem, nämlich dem chronischen

Bluthochdruck. Ich merkte, wie diese Einsicht seine schweren Knochen erschütterte. „Wenn Sie Ihre Ernährung umstellen“, riet ich ihm zum Schluss, „wird auch der Blutdruck fallen. Sie werden sehen: Jedes Kilo ist ein Strich auf der Skala.“

Das überzeugte meinen Patienten. Jetzt war von den Genen seiner stark gebauten Mutter oder von den schlimmen Drüsen keine Rede mehr. Anhand des Ernährungsprotokolls konnte Herr Schneider nachvollziehen, dass sein Übergewicht eindeutig mit einem Zuviel an kohlenhydratreicher Ernährung zusammenhing.

Nach zehn Wochen sah ich Herrn Schneider wieder. Er hatte sich an unsere Vereinbarung gehalten und sein Essverhalten umgestellt: Es gab auf seinem Speiseplan nicht mehr in erster Linie Kohlenhydrate, dafür viel Obst und Gemüse. Auch ernährte er sich nicht mehr durch mehrere kleine Mahlzeiten; er aß sich satt und hatte deshalb seltener Hunger. Er ging zum Walken und vermied negativen Stress.

Das Ergebnis war beeindruckend: Die Waage zeigte drei Kilo weniger – gleichzeitig war der Blutdruck bereits ein wenig gesunken. Herr Schneider befand sich auf einem guten Weg. Das spürte er selbst, er hatte sich ein Stück Lebensqualität zurückerobert. Ohne nervige Diäten, die in den meisten Fällen durch den Jo-Jo-Effekt zu noch mehr Fettzunahme führen. Ohne Schlankmacherpräparate. Dafür mit einer gesunden, ausgeglichenen Ernährung und genügend Bewegung.

Sie sehen also: Das Dicksein kann psychische Gründe haben. Die Ernährung spielt aber immer eine Rolle, in manchen Fällen als alleinige Ursache und in vielen Fällen als begleitende. Aber Dicksein betrifft immer den ganzen Menschen. Drei Faktoren sind im Spiel, nämlich das Essen, die Bewegung und die Seele. Die Medizin ist dann gut, wenn sie ganzheitlich agiert, also die psychische Komponente berücksichtigt, die allgemeine Lebens- und Berufssituation, aber auch die Ernährungs- und sonstigen Lebensgewohnheiten.

Menschen sind eben unterschiedlich, sie ticken auch ganz unterschiedlich. Dennoch spielt sich die Gewichtsproblematik zum Gutteil im Ernährungsbereich ab. Aber ein Arzt muss alle anderen Faktoren berücksichtigen. Nur dann kann er Dicken helfen, und zwar im besten Sinne: mit Hilfe zur Selbsthilfe!

Partnerschaft und sexuelle Anziehungskraft

Herr Anders schwitzte und bekam schwer Luft. Obwohl es in der Praxis natürlich einen Fahrstuhl gibt. Und obwohl er, wie jeder andere Patient im Wartezimmer, Gelegenheit gehabt hatte, zur Ruhe zu kommen.

Er war noch recht jung, gerade mal Mitte dreißig. Dafür hatte er aber schon einige überflüssige Kilos mit sich herumzutragen; wie sich im Verlauf des Gespräches herausstellte, wog er mittlerweile 120 Kilo bei einer Körpergröße von 1,75 Meter.

Ich bot ihm einen Stuhl an. Er ließ sich dankbar nieder. Er schnaufte und tupfte sich mit einem Taschentuch den Schweiß von der Stirn. „Ich weiß gar nicht, wo ich anfangen soll", sagte er und schaute mich mit einem jämmerlichen Blick an.

„Man sieht es, nicht wahr?"

„Was?"

„Dass ich Probleme mit meinem Gewicht habe."

Natürlich sah ich das. Jeder konnte es sehen. Immerhin gehörte Herr Anders nicht zu denen, die sich gegen diese Einsicht sperrten. „Sie sind zu dick", sagte ich. „Ich nehme an, das macht Ihnen in vielerlei Hinsicht zu schaffen."

Er nickte schwer. „Ich habe Diabetes. Schon seit einiger Zeit." Ich wollte etwas dazu sagen, aber er fuhr sogleich fort: „Aber das ist nicht alles. Meine Gelenke machen mir zu schaffen. Ich habe Kreislaufprobleme. Bluthochdruck. Neuerdings sogar einen Bandscheibenvorfall."

Also das ganze Programm. Herr Anders tat mir leid: Noch keine 40 Jahre alt und schon eine Krankheitsgeschichte wie ein 60-Jähriger, der jahrzehntelang unvernünftig gelebt hatte.

Er beugte sich zu mir vor: „Wissen Sie, was das Schlimmste ist?", fragte er mich. Ich schüttelte den Kopf. „Das Schlimmste sind nicht die Knieschmerzen oder das Herzrasen. Das Schlimmste ist … die Einsamkeit."

Meine Gespräche mit Patienten, die unter ihrem Dicksein leiden, verlaufen oft so oder so ähnlich. Nachdem wir alle Folgeerscheinungen des Dickseins abgearbeitet haben, kommen wir zu diesem

Punkt – und der stellt sich nicht selten als schwerwiegender heraus als die körperlichen Probleme.

Jetzt, wo es gesagt war, gab es auch bei Herrn Anders kein Halten mehr: „Wissen Sie, früher habe ich immer daran geglaubt, dass ich irgendwann meine Chance bekomme. Aber mittlerweile habe ich keine Hoffnung mehr. Ein Leben als Single. Für immer."

Mein Patient machte wirklich einen erbärmlichen Eindruck. Höchste Zeit, die Sache etwas rationaler anzugehen. „Wie fing es denn an? Das Dicksein und das Alleinsein."

Herr Anders hatte wohl nicht damit gerechnet, dass ich nach seinem persönlichen Geständnis gleich so unverblümt zur Tagesordnung übergehen würde. „Soll ich das jetzt alles erzählen?" Er klang fast schon trotzig – was besser ist als Selbstmitleid. „Nicht in allen Einzelheiten. Aber Schritt für Schritt: Wie kommt es, dass Sie so dick geworden sind?"

Die Röte schoss ihm in den Kopf – aber da mussten wir durch. Er dachte kurz nach, dann fuhr er gefasster fort: „Genau genommen weiß ich gar nicht mehr, was zuerst kam. Ob ich einsam war und aus Frust zu essen begonnen habe. Oder ob ich zu viel gegessen habe, immer dicker wurde und sich deshalb schließlich niemand mehr für mich interessiert hat. Das ist ein richtiger Teufelskreis."

Herr Anders war ein fortgeschrittener Patient. Nicht nur weil er sich über Jahre hinweg ein beachtliches Fettpolster zugelegt hatte. Auch weil er sich trotz des Leides, das dieser Zustand für ihn offensichtlich mit sich brachte, seine Urteilsfähigkeit bewahrt hatte. Er konnte sich ein zutreffendes Bild von seiner Situation machen und wusste sogar, wie es dazu gekommen war: dass nämlich seelische und körperliche Faktoren auf unheilvolle Art aufeinander eingewirkt haben.

Es passiert nicht oft, dass ein stark übergewichtiger Patient seine Lage selbst so realistisch einschätzt wie Herr Anders. Das Ergebnis solcher Gespräche ist allerdings in fast allen Fällen das gleiche. Die übergewichtigen Patienten sind in dem beschriebenen Teufelskreis gefangen und wissen nicht, wie sie wieder herauskommen sollen. Sie leiden unter ihrem Dicksein, sie leiden unter dem Singledasein, unter der erzwungenen Einsamkeit, sie leiden natürlich auch unter dem Verlust an Selbstwertgefühl und unter vielfältigen gesundheitlichen

Folgeproblemen. Und je mehr sie leiden, desto mehr bekämpfen sie den Frust mit Essen. Indem sie weiter zu viel essen, werden sie noch dicker und ihre Situation erscheint ihnen nicht nur noch auswegloser – sie ist es wirklich.

Teuflisch ist, dass diese Menschen kaum eine Möglichkeit haben, dem unseligen Kreislauf zu entrinnen. Dem zu entkommen, von diesem Karussell abzuspringen, dazu gehört mehr als der viel beschworene eiserne Wille beim Kampf gegen den inneren Schweinehund.

Sie sehen hier: Dicksein macht einsam und unglücklich. Und je dicker Sie sind, desto einsamer und unglücklicher werden Sie.

Und dann sagte unser Herr Anders noch etwas, was auf den ersten Blick mit seinem Dicksein gar nicht so viel zu tun zu haben schien: „Am Anfang, also als ich noch nicht ganz so dick war, da sagte ich mir oft: Körperlich ist es vielleicht von Bedeutung, dass ich dick bin. Aber menschlich gesehen, ist es doch unerheblich. Jeder Mensch hat die Chance, einen Partner zu finden. Ob dick oder dünn. Jeder! Verstehen Sie, was ich meine?"

Ja, das verstand ich.

„Sie meinen, jedes Töpfchen findet sein Deckelchen, stimmt's?"

„Genau, das meine ich."

„Es wäre schön, wenn es wirklich so wäre, Herr Anders."

Partnerspiele

Wie jeder echte Mythos wird auch dieser sorgfältig am Leben erhalten. Und wer es wagt, daran zu kratzen, muss damit rechnen, dass ihm der Wind heftig ins Gesicht bläst.

Viele glauben, dass bei der Partnerwahl innere Werte den Ausschlag geben. Besser gesagt: Äußerlichkeiten dürfen keine Rolle spielen, denn eine solche Präferenz entspräche nicht unserem Selbstbild als rationale, weitblickende und faire Menschen.

Jeder sieht sich selbst gerne als aufgeschlossenen und aufgeklärten Charakter. Ein solcher Charakter würde sich natürlich niemals ausschließlich vom Aussehen eines Menschen leiten lassen, wenn er auf Partnersuche geht.

Doch das stimmt nicht. Es hat nichts mit der Realität zu tun. Zu glauben, das Äußere wäre unwichtig bei der Wahl des Partners, schmeichelt einfach nur unserem Selbstbild, wir wären doch nicht so oberflächlich.

Klar, der Glaube an den Vorrang der Tugend ist gut für das Selbstverständnis. Das ändert aber nichts daran, dass diese Mainstream-Haltung verlogen und falsch ist. Die Wissenschaft hat längst das Gegenteil bewiesen. Dennoch klammert sich die Mehrheit verbissen daran und begegnet jeder Kritik vehement.

Versuchen Sie mal in einem Kreis guter Freunde, die Meinung zu vertreten, keiner der Anwesenden habe sich seinen Lebenspartner danach ausgesucht, wie warmherzig, vertrauenswürdig, verlässlich, ehrlich, klug oder moralisch dieser erschien! Sagen Sie Ihren Freunden ins Gesicht: „Was dich an deiner Frau bzw. an deinem Mann von Anfang an gefesselt hat, war ihre/seine damals noch jugendliche Figur, seine breiten Schultern, ihr beachtlicher Busen, ihre vollen Lippen, seine schmale Hüfte." Ihre Freunde werden dem heftig widersprechen. Selbst diejenigen werden Sie dafür angreifen, die sehr gut wissen, dass Sie mit ihrer dreisten Behauptung im Recht sind. Zwar spielt auch der Charakter des Partners bei der Partnerwahl eine Rolle. Aber dieser wird weitaus überschätzt.

Es gehört zum Wesen solcher Vorurteile dazu, dass sie mit allen Mitteln verteidigt werden. Man nennt die Haltung, die dahinter steht, *Political Correctness*. Das heißt, alles wird daraufhin überprüft, ob es jemanden kränken könnte. Wer gegen die Gesetze verstößt, gilt nicht mehr als intelligenter Beobachter, ist kein Freund mehr.

Nichtsdestotrotz muss ich mit dem Innere-Werte-Vorurteil aufräumen. Deshalb muss der Dicke der Wahrheit ins Auge sehen. Und die Wahrheit ist: Schönheit ist Trumpf. Eine harte Währung. Schauen Sie sich die Werbung an, nehmen Sie Schauspieler in erfolgreichen Filmen oder die sogenannten Promis! Überall nur gut gebaute, schöne Menschen.

Für Schokoriegel werben keine Dicken. Nein, es sind attraktive, also vor allem schlanke Menschen, die Ihnen vorführen, wie gut Schokolade schmeckt und wie glücklich sie angeblich macht. Schauen Sie sich die aufwendige Bierwerbung an: Keiner der kernigen Typen, die sich da in einer frischen Brise auf Segelbooten und in weißen Dünen mit einer gut gekühlten Flasche herbem Pils und strahlenden Blondinen vergnügen, hat einen Bierbauch.

Dicke passen nun mal nicht ins Bild. Verkörpern nicht den elegant-dynamischen Lebensstil. Doch üblicherweise kommt dann ein Einspruch, der sehr gewitzt klingt, auch wenn er ebenso wenig stimmt wie die Mär vom Vorrang der inneren Werte: Schönheit liege doch im Auge des Betrachters!

Was ist damit gemeint?

Die Schönheitsideale, die gerade im Umlauf sind, seien nicht durch die Natur gegeben, heißt es oft. Die Menschen hätten sie sich aus verschiedensten Gründen ausgesucht. Das zeige sich schon daran, dass die Schönheitsbegriffe je nach Epoche oder sogar nach Region variierten.

Wenn Sie aber so denken, hat das Konsequenzen für Ihr Verhalten: Die beliebigen Schönheitsideale muss ich gar nicht so ernst nehmen, denken Sie vielleicht. Und fühlen sich dabei noch im Recht.

Aber das ist ein Fehler. Ein Fehler, der Sie ins Unglück stürzen kann. Dazu genügt ein Blick in die Vergangenheit! Die bietet nämlich eine ganze Menge Vergleichsmöglichkeiten.

Das Gesetz der Proportionen

Natürlich ist die These verlockend, Schönheitsideale wären nur relativ, in ständiger Veränderung begriffen und von vielerlei Faktoren abhängig. Wenn man alte Gemälde mit rosigen, voluminösen Frauen sieht, die vor wenigen Hundert Jahren als anziehend galten, drängt sich einem der Schluss auf, dass sich in dieser Hinsicht viel verändert hat. Heutzutage sind schlanke Frauen und Männer schön. Fettsein ist ästhetisch verpönt, während eine im heutigen Sinne gesund ernährte Frau einst als unsinnlich oder gar als hässlich galt. Die Männer wollten Wonneproppen an ihrer Seite und in ihren Betten.

Umgekehrt galten „wohlbeleibte Männer", womit einfach nur dicke Kerle gemeint waren, die sich den ganzen Tag nicht bewegten, als attraktiv. Attraktiver zumindest als die ranken Burschen, die die ganze Arbeit zu erledigen und deshalb kein Gramm Fett auf den Rippen hatten.

Verfechter der These, dass sich die Kriterien, nach denen Schönheit bemessen wird, nach den Umständen der Zeit richten, weisen gerne darauf hin, dass unser aktuelles Schlankheitsideal sich nur deshalb herausbilden konnte, weil die hoch entwickelte Industriegesellschaft allen Menschen genügend erschwingliche Nahrungsmittel zur Verfügung stellt. Zu früheren Zeiten war für die Mehrheit der Bevölkerung Nahrungsbeschaffung ein existenzielles Problem, sie hatte im wahrsten Sinne des Wortes „alle Hände voll" damit zu tun und selten zu etwas anderem Zeit. Sie können sich vorstellen, dass jemand, der etwas fülliger war, damit auch als attraktiver galt. Unterstellt wurde nämlich zu Recht, dass er ein leichteres, bequemeres, glücklicheres Leben führte. Und: An seiner Seite ließe es sich wahrscheinlich ebenso bequem leben ...

Wenn sich auch Schönheitsideale über die Zeit verändern, heißt das jedoch nicht, dass sie beliebig sind. Zumindest die moderne Attraktivitätsforschung, die die Attraktivität des menschlichen Gesichts und Körpers untersucht, scheint heute über Untersuchungen zur Beurteilung von Schönheit die These zu erhärten, dass Schönheit eben nicht im Auge des Betrachters liegt. Sondern dass allgemeingültige Schönheitskriterien existieren.

Über alle Kulturen hinweg gibt es beispielsweise ein klares Körpermuster, nach dem die Schönheit von Frauen und Männern beurteilt wird. Die Wissenschaft spricht vom idealen Taille-Hüfte-Verhältnis. Anfang der 1990er-Jahre hat der Psychologieprofessor Devendra Singh von der Universität Austin, Texas, das Bauch-Hüfte-Verhältnis von „Playboy"-Models aus 35 Jahren untersucht und dazu 700 Männer befragt. Später haben indische und chinesische Forscher seine Ergebnisse für ihre Probanden bestätigt. So wird das Optimum, also der Idealwert des Quotienten aus Taille und Hüfte (Bauchumfang/Hüftumfang), bei Frauen auf 0,7–0,8 beziffert. Der optimale Wert bei Männern liegt bei 0,85–0,9, auf jeden Fall aber unter 1,0.

Daraus ergeben sich zwei Idealfiguren, die jeder Betrachter bzw. jede Betrachterin für sein bzw. ihr ästhetisches Urteil als Maßstab benutzt. Bei Frauen wäre das die sogenannte Sanduhrfigur. Bei Männern ist es die V-Form, das heißt, Männer gelten als besonders attraktiv, wenn sie breite Schultern und schmale Hüften haben.

Dieses Verhältnis wirkt sich universell aus – ob in Westeuropa, wo der superschlanke Modeltyp gefragt ist, oder in afrikanischen Regionen, wo der Hüft- und Gesäßumfang voluminöser ausfällt: Überall reagierten die Testpersonen positiv auf das richtige Verhältnis von Taille und Hüfte.

Ein weiterer universeller Aspekt bei der Beurteilung von Schönheit ist die Symmetrie. Offensichtlich wird ein gleichseitig ausgestaltetes Gesicht überall und immer als besonders schön empfunden. Die Evolutionsbiologie geht davon aus, dass Symmetrie als starkes Indiz für Gesundheit wirkt. Es wird also vornehmlich als schön empfunden, was bei der beobachteten Person – ob Mann oder Frau – auf einen gesunden Organismus hindeutet. Überhaupt scheint es für die ästhetische Beurteilung eines Gesichtes einen sogenannten „Goldenen Schnitt“ zu geben, also ebenso wie bei der Taille und der Hüfte ein ideales Verhältnis der Elemente untereinander.

Auch hier gibt es genaue Zahlen: Als wünschenswert wird ein vertikaler Abstand zwischen Augen und Mund von 36 Prozent der Gesichtslänge empfunden. Auch der Augenabstand spielt eine große Rolle. So soll er idealerweise 46 Prozent der Breite des Gesichtes betragen. Trifft beides zu, so haben wir ein schön geschnittenes Gesicht vor uns.

Eigenartigerweise hat sich bei den Forschungen herausgestellt, dass diese Bestwerte auch gleichzeitig Durchschnittswerte sind. Das allgemeine Empfinden orientiert sich also bei der Beurteilung von Schönheit an Werten, die sich rechnerisch aus dem Durchschnitt aller Menschen ergeben. Leider bedeutet das nicht, dass dann auch die Mehrheit als schön gelten muss. Dazu sind die individuellen Variationen doch zu stark. Oder sollen wir sagen: Zum Glück sind die individuellen Variationen sehr stark?

Eines ist aber nun klar: Schönheit ist nicht von der jeweiligen Kultur abhängig. Vielmehr scheinen sich die ästhetischen Kriterien, mit denen wir alle uns gegenseitig betrachten, durch die Evolution verfestigt zu haben. Die Evolutionsbiologie kommt nämlich zu dem Schluss, dass es einen Zusammenhang gibt zwischen Aspekten des Schönheitsideals und gewissen Eigenschaften, die sich im Laufe der Evolution als vorteilhaft für die Menschheit herausgebildet haben.

Führen Sie sich das bitte mal vor Augen: Wir reagieren heute noch auf Reize, die sich in sehr frühen Phasen der Menschheitsgeschichte als hilfreich erwiesen haben. Unsere Vorfahren haben in grauer Vorzeit gelernt, dass diese Reize sie auf einfache Art beim Überleben und bei der Fortpflanzung unterstützen. Das hat sich in einer hochgefährlichen, unwirtlichen Welt abgespielt – in der Steppe, im Dschungel, unter Raubtieren und bei extremem Nahrungsmangel. Dennoch haben sich diese Reize bis in unser Digitalzeitalter erhalten und bestimmen auf massive Art und Weise unser Verhalten und unsere Urteile.

Dieses genetische Erbe hat auch die ästhetische Forschung für ihre Belange nachgewiesen. So geht etwa die durchgängige Vorliebe des Menschen für „liebliche Landschaften" einfach darauf zurück, dass unsere Urahnen in der kargen und trockenen Savanne überleben mussten. Der Anblick von bewachsenen Flusslandschaften versetzte sie in Verzückung – verhießen diese Gegenden doch im Gegensatz zur Savanne einen Schutz vor wilden Tieren und einen unerschöpflichen Wasservorrat.

Die Evolutionslehre ist von einem Mechanismus überzeugt, der einigen Lebewesen innerhalb einer Art aufgrund bestimmter Merkmale Vorteile bei der Fortpflanzung verschafft. Mithilfe dieses evolutionären Auswahlmusters können wir ganz gut die ästhetischen Vorlieben erklären, die uns bei der Partnerwahl – also bei der Auswahl des Menschen, mit dem wir gesunden, schönen und durchsetzungsfähigen Nachwuchs zeugen wollen – maßgeblich steuern.

Zwar sind die Idealwerte Durchschnittswerte, dennoch gelten deshalb nicht gleich die meisten potenziellen Partner als schön. Dann hätten wir es leicht. Vielmehr scheint es so zu sein, dass zwar die Symmetrie in der Gesichtsform sich als sicheres Anzeichen von Gesundheit herausgebildet hat. Trotzdem werden Menschen, die leicht von den Idealwerten abweichen, als *noch schöner* empfunden – das betrifft die Höhe der Wangenknochen oder den Abstand von Kinn zu Mund. Hier geht es um den winzigen Makel, der ein schönes Gesicht heraushebt und erst richtig schön macht.

Das heißt, dass unser ästhetisches Empfinden unglaublich präzise arbeitet, dass also kleinste Abweichungen von der Norm sofort wahrgenommen werden.

Symmetrie scheint überhaupt eine große Rolle zu spielen. So zeigte eine Studie auf Jamaika, dass Frauen tanzenden Männern länger beim Tanzen zusahen, wenn deren Körper besonders symmetrisch gebaut waren. Sie mussten also nicht nur tanzen können, um die Aufmerksamkeit der Frauen auf sich zu ziehen – das war sowieso der Fall. Sie mussten auch einen gleichmäßigen – nach den Maßstäben der Evolution also: gesunden – Körperbau aufweisen.

Und was zieht Männer an? Natürlich besonders weibliche Gesichtszüge, also ein kleines Kinn, hohe Wangenknochen, volle Lippen. Umgekehrt gilt ein kräftiger Unterkiefer als besonders maskulin und als Indiz für Durchsetzungskraft, wird also von Frauen bevorzugt, wenn sie sich einen Partner ausgucken.

Was steckt hinter diesen anscheinend unverrückbaren Vorlieben? Sie werden staunen – aber das hat damit zu tun, dass diese geschlechtsspezifischen Akzente der Gesichtszüge Rückschlüsse auf die hormonelle Sättigung des Blutes bei der jeweiligen Person zulassen.

Die Forschung hat es nachgewiesen: Feminine Gesichtszüge weisen auf einen hohen Östrogenspiegel hin. Maskuline Züge hingegen legen nahe, dass der Betreffende viel Testosteron im Blut hat.

Das ist ein wichtiges Ergebnis: Was ein potenzieller Partner bei Ihnen als attraktiv empfindet, ist ein starkes biologisches Signal für die Höhe Ihres Hormonspiegels. Und es geht hier ausschließlich um Sexualhormone. Das heißt, die Natur hat sehr nachdrücklich dafür gesorgt, dass wir uns zwar von unserem Schönheitsempfinden leiten lassen. Aber die Ziele dieses Empfindens sind klar definiert: Es geht darum, einen leistungsbereiten Sexualpartner zu finden und damit der Erhaltung der Art zu dienen. Und nicht nur das. Die erwähnten Sexualhormone Östrogen und Testosteron haben einen wichtigen Einfluss auf die Immunreaktion des Körpers, also auf die Anfälligkeit für Krankheiten aller Art. Das bedeutet, die ästhetischen Signale, die die Geschlechtshormone anzeigen, sorgen auch gleichzeitig dafür, dass der ausgesuchte Partner ein intaktes Immunsystem in die Verbindung mitbringt – nicht ganz unwichtig, wenn man vorhat, zusammen lebensfähige Nachkommen zu zeugen und ein paar Jahrzehnte miteinander zu verbringen.

Der erste Eindruck

Bisher habe ich über die Mechanismen gesprochen, die auf der Suche nach einem Partner wirksam werden. Was ich noch nicht betrachtet habe, ist die Art, wie diese Mechanismen wirksam werden.

Das Ganze geschieht nämlich, anders als bei der Präsentation eventuell vorhandener innerer Werte, nicht über lange und geduldige Gespräche. Es geschieht schnell. Sehr schnell sogar. In Sekunden. Manchmal in Bruchteilen von Sekunden. Es ist der erste Eindruck, über den ich hier spreche. Und dass der entscheidend ist, wussten schon unsere Großeltern.

Natürlich kenne ich die Einwände: Eine Partnerwahl sei doch komplex und langwierig. Früher waren Verlobungszeiten von Monaten und Jahren durchaus üblich. Und auch heute ziehen Partner nicht sofort zusammen oder heiraten!

Alles richtig. Nur – wenn dieser erste Eindruck ergibt, dass der oder die nicht infrage kommt, gibt es auch keine weiteren Gesprächsrunden und erst recht keine langen Verlobungszeiten. Es kommt auf diesen Moment an. Wenn der misslingt, gibt es keine zweite Chance.

Und als ob das nicht schon schwierig genug wäre: Die Anziehungskraft und die Musterung der Schlüsselreize – das alles geschieht unbewusst. Die Natur wollte es so. Aus gutem Grund. Unbewusste Vorgänge sind nämlich enorm schnell und effektiv und lassen sich nicht stören durch Bedenken oder gar Einsprüche der Vernunft, also des bewussten Menschen. Das, worauf es bei der Partnerwahl ankommt, geschieht quasi hinter Ihrem Rücken. Wenn Sie es denn je bewusst in den Blick bekommen sollten, ist es längst passiert. Dann sind die Weichen bereits gestellt.

Was heißt das für Dicke? Nun, sie sind oft allein. Nicht selten bei der Musterung bereits aussortiert. Von der Evolution, und die ist mächtiger als alles andere. Unwahrscheinlich auch, dass der oder die Dicke den oder die Dicke(n) als Partner ins Auge fasst. Zumal sie ja ebenso wie die Nichtdicken auch einen untrüglichen Sinn für das Schöne haben, der ihnen einen mächtigen Schubs gibt.

Ich möchte Sie zu einem kleinen Experiment einladen, das ich damals auch mit meinem Patienten Anders gemacht habe. Stellen

Sie sich doch mal einen Menschen aus Ihrer Umgebung oder einen Prominenten aus den Medien vor, einen Schauspieler etwa oder eine Schauspielerin! Jemanden, den Sie schön finden. Nicht nett oder gut aussehend, sondern wirklich schön. Richten Sie Ihre Aufmerksamkeit auf die Attribute, die als maßgeblich für den allgemeinen Begriff von Schönheit gelten! Und nun lassen Sie eine imaginäre Uhr ticken. Die Zeit läuft und der oder die Schöne nimmt jede Woche ein Kilo zu – was nicht schwierig ist, wie sicher die meisten von Ihnen wissen. Das Ganze geschieht natürlich im Zeitraffer: Eine Woche sind für uns nur ein paar Sekunden.

Was passiert nun mit der Schönheit dieses Menschen? Mit dem idealen Gesichtsschnitt etwa?

Das ehemals markante männliche Gesicht wird rund, die Proportionen geraten durcheinander. Es wird femininer. Das schöne weibliche Antlitz hingegen, das so ansprechend konkav war, diese großen Augen, dieser offene Blick – das alles braucht keine zwanzig Sekunden, und es ist nicht mehr anziehend und elegant, sondern nur noch nichtssagend konvex. Die Augen werden kleiner, die Fettwülste drücken von allen Seiten. Der ehemals offene, einladende Blick ist verhangen und unsicher. Und wir sind noch nicht mal bei zwanzig Sekunden.

Wenn es darüber hinausgeht, sagen wir: über eine halbe Minute, wird es richtig kritisch.

Eben war da noch ein Körper, der ein ermunterndes Signal schickte. Diese Frau mit der Sanduhrfigur lockte sinnlich. Dieser Mann mit der schmalen Hüfte und den breiten Schultern war stark und beweglich, er konnte sich durchsetzen und die Seinen schützen. Verführerisch!

Doch aus dem Star, dem schönen, einnehmenden Menschen, ist mit dem unerbittlichen Ticken der Uhr eine farblose, unattraktive Person geworden, von der optisch nichts ausgeht, was einen zum Kontakt ermutigen könnte. Solche dicken Menschen strahlen all das aus, was biologisch nicht gefragt ist: Bequemlichkeit, Unbeweglichkeit, Trägheit, Unsinnlichkeit, ja Körperfeindlichkeit. Kaum jemand wird durch den Anblick eines dicken Menschen ermuntert, eine sexuelle Verbindung mit ihm zu suchen.

Diese Menschen können sich noch so sehr anstrengen: Sie sind von vornherein bei der Auswahl möglicher Partner im Nachteil – und das nur, weil sie einige (meist viele) Kilos zu viel haben. Sie können auf dem regulären Markt nicht punkten. Deshalb haben einige große Singlebörsen im Internet auch spezielle Plattformen für Dicke eingerichtet. Aber die Dicken bleiben dort weitgehend unter sich und allein – weil dicke Menschen ja keine anderen Instinkte haben als Schlanke: Sie wollen auch keine dicken Partner.

Was vielen Dicken bleibt, ist das Singledasein, das Alleinsein, unter dem sie leiden. Außerdem werden Singles öfter krank. Ihnen fehlt die menschliche Wärme. Man kann das auch bei Haustieren beobachten, die nicht gekrault werden: Sie sterben früher.

Doch selbst die lang ersehnte Partnerschaft ist für Dicke kein Glück.

Fett im Bett

Vor einiger Zeit erschien eine Patientin bei mir, die extrem dick war. Frau Diel brachte, wenn ich mich recht erinnere, 40 Kilo zu viel auf die Waage und zählte damit schon zu den schweren Adipositas-Fällen. Sie litt sehr unter dieser Last – nicht nur körperlich. Und war entschlossen, etwas dagegen zu tun und endlich abzunehmen.

Dabei war Frau Diel einmal eine schlanke Frau gewesen. Sie zeigte mir Fotos, auf denen ich sie fast nicht wiedererkannt hätte. Jetzt war sie 37 Jahre alt, körperlich und seelisch in einem erbärmlichen Zustand.

Aber Frau Diel lebte, als sie zu mir kam, in einer Beziehung. Sie liebte ihren Partner, und der liebte auch sie, wie sie annahm. Sie hatte vor Jahren angefangen zuzunehmen – erst unmerklich, dann aber geradezu rasant. Bis sie das Gewicht erreicht hatte, das ihr nun das Leben schwer machte.

„Hat Ihr Partner Probleme mit Ihrem Dicksein?", fragte ich sie.

„Eigentlich nicht. Zumindest sagt er, er liebt mich so, wie ich bin."

Doch Frau Diel schien nicht sehr überzeugt. Der Satz ist eine Floskel, die ich nur allzu oft höre.

„Das Problem ist weniger mein Mann. Das Problem liegt bei mir. Wissen Sie, mein Mann sieht noch genauso aus wie damals, als wir uns kennengelernt haben: Er ist rank und schlank. Ein attraktiver Mensch. Und genau da liegt der Hund begraben. Wenn wir zusammen unterwegs sind, bemerke ich die Blicke der Leute. Sie können sich sicher vorstellen, was in den Köpfen vorgeht. Warum ist dieser gut aussehende Mann mit so einer fetten Kuh zusammen, fragen sich alle."

Sie machte eine Pause, damit ich aus Höflichkeit protestieren konnte. Aber das tat ich ganz bewusst nicht. Dazu war das Thema zu ernst.

„Ich schäme mich deswegen", gestand sie mir. „Was tue ich meinem Mann an? Was muss das für ein Gefühl für ihn sein, mit mir unterwegs zu sein? Auch wenn er immer wieder beteuert, die Blicke der anderen seien ihm egal – ich bin mir sicher, dass er lieber eine schlanke und attraktive Frau an seiner Seite hätte."

Wir schwiegen ein paar Sekunden. Dann nahm sie einen Anlauf und fuhr fort. „Es ist ja nicht so, dass unsere Beziehung ansonsten in Ordnung wäre. Auch wenn er das immer sagt. Ich weiß selbst, was los ist. Wir sind ja beide noch nicht alt. Aber im Bett läuft es trotzdem nicht mehr. Ich bringe es nicht mehr fertig, mich meinem Mann nackt zu zeigen. Außerdem habe ich selbst keinen Spaß mehr am Sex, ich bin träge und unbeweglich. Wie soll es da Spaß machen, miteinander zu schlafen? Ich weiß genau, dass er mich nicht mehr attraktiv findet. Manchmal denke ich, irgendwann wird er es nicht mehr aushalten. Dann wird er mich sitzen lassen. Weil ich so dick bin. Und wissen Sie was: Ich könnte es ihm nicht mal verdenken."

Sie war völlig fertig. Sie stand vor den Scherben ihres Lebens. Sie litt nicht nur unter den üblichen gesundheitlichen Folgen und den seelischen Verletzungen – sie litt auch noch für ihren schlanken Partner.

Die meisten Dicken haben erhebliche Probleme in ihrer Partnerschaft. Das äußert sich natürlich auch beim Sex. Es beginnt schon damit, dass Dicke meistens einen niedrigen Testosteronspiegel haben. Beim Mann ist dieses Geschlechtshormon für die Steuerung der Libido zuständig. Je weniger Testosteron, desto weniger Lust auf

Sex. Dicke Männer sind deshalb sexuell meist nicht besonders aktiv. Und wenn sie es dann doch sind, leiden sie sehr häufig unter Erektionsproblemen, denn Testosteron ist auch für die Versteifung des Penis verantwortlich. Um es klar zu sagen: Dicke Männer wollen und können nicht so Sex haben wie schlanke, weder qualitativ noch quantitativ.

Auch im Körper der Frau gibt es das Hormon Testosteron. In kleinen Mengen zwar nur, aber dennoch mit der Aufgabe, die Lust zu steigern. Wenn es nicht ausreichend vorhanden ist, weil die Frau dick ist, bleibt auch der sexuelle Impuls aus. Übrigens: Die Forschung vermutet, dass es einen Zusammenhang gibt zwischen einem Testosteron-Defizit und Fettleibigkeit. Wer dick ist, hat also weniger Testosteron und damit kaum noch Sex, aber er wird auch immer dicker. Der Grund: Testosteron steigert den Muskel- und Knochenaufbau und damit auch den Fettabbau. Weniger Testosteron heißt weniger Muskeln – und das bedeutet mehr Fettzellen.

Hinzu kommt noch, dass Dicke nicht nur hormonelle Probleme haben, die ihnen den Sex erschweren – sie sind auch viel zu massig und zu unbeweglich, um entspannt mit ihrem Partner sexuell zu verkehren. Oft scheitert das Ganze schon daran, dass die Beteiligten nicht mal mehr wissen, in welcher Stellung sie den Akt noch ausführen können. Mindestens einer von beiden ist nicht fit genug.

Ich glaube, ich muss das hier gar nicht weiter ausführen. Sie werden mir sicher folgen, wenn ich den Schluss ziehe: Dicke leiden nicht nur in ihrer Partnerschaft – auch die Partner von Dicken müssen einiges hinnehmen.

Dicksein ist Gift für eine Partnerschaft.

Lady in Black

Es geschah in Wilhelmshaven. Mit einem befreundeten Kollegen hatte ich eine Veranstaltung zum Thema Dicksein organisiert. Gegen Ende der Vorträge trat ich ans Podium und fasste die wichtigsten Ergebnisse zusammen. Dabei kam ich auf einen besonderen Umstand zu sprechen. Das Fett, das viele mit sich herumschleppen, ist nicht nur ein beschwerender Teil des Körpers. Es ist auch ein Panzer. Und dieser Panzer ist zum Schutz angelegt worden.

Der Dicke neigt dazu, sich zurückzuziehen, weil er durch seine Umwelt verletzt, ja sogar angefeindet wird. Er wagt sich nicht mehr unter Menschen. Dieser Schutzpanzer aber schottet den Dicken von der feindlichen Umwelt ab.

Das Frustessen soll nicht nur eine Ersatzbefriedigung leisten – dafür dass einem vieles entgeht, wenn man fett ist. Es ist auch ein langsames Ansammeln von Schutzzellen. Der Dicke baut sich eben wie eine Schildkröte einen Panzer, der ihn unangreifbar machen soll. Natürlich geschieht dies unbewusst. Kein Dicker legt sich den Panzer absichtlich zu.

Sie müssen sich immer vor Augen führen, dass ich hier über ein Problem von Körper und Seele spreche. Der Dicke hat oft auch ein psychisches Problem, aus dem sein körperliches Dilemma, das Dicksein und seine Folgen, erst erwachsen.

Das Gleichnis, das ich gerne in meinen Vorträgen anführe, wenn die Rede auf den Zusammenhang von Körper und Seele kommt, habe ich damals in Wilhelmshaven auch erzählt: „Stellen Sie sich vor, Sie sind im Urlaub und machen einen langen Spaziergang an einem einsamen Strand. Irgendwann bleiben sie stehen und drehen sich um. Sie schauen in die Richtung, aus der Sie gekommen sind. Was sehen Sie? Ihre Fußspuren im Sand. Die Spuren, die Sie bei Ihrem Spaziergang hinterlassen haben. Nun führen Sie sich vor Augen, dass alle Ihre Spuren im Unterbewusstsein noch vorhanden sind. Und eine von diesen Fußspuren ist dafür verantwortlich, dass Sie dick sind und diesen Panzer brauchen."

Mit diesem Gleichnis versuche ich zu zeigen, dass das Dicksein nicht einfach so vom Himmel fällt, sondern dass es eine Geschichte hat, die im Unterbewusstsein eingegraben ist. Und sich nicht einfach so löschen lässt.

Als ich geendet hatte und wieder an meinen Platz zurückgehen wollte, trat eine Frau auf mich zu. Sie war ganz in Schwarz gekleidet und wog etwa 120 Kilo. 120 Kilo bei einer Größe von 1,70 Meter. Ihre Haare waren schwarz gefärbt, sogar die Fingernägel hatte sie schwarz lackiert. Dicke tragen oft dunkle Kleidung. Sie glauben, sie könnten sich dahinter verstecken wie unter dem Schlabber-T-Shirt und der unförmigen Hose. Dabei ist Schwarz alles andere als ein Schutz. Diese Farbe kaschiert nicht, sie tut das Gegenteil: Sie schreit es heraus. Seht nur, wie es in meiner Seele aussieht! Seht, wie krank mein Herz ist!

Sie können an solchen Äußerlichkeiten viel über den inneren Zustand des Menschen erkennen. Wer sich gerade hält, zeigt, dass er ein selbstbewusster, offener Mensch und zufrieden mit seinem Leben ist, dass er dem anderen ins Auge blicken kann. Seine Selbstsicherheit ist ein Türöffner.

Wer aber gebückt geht, seinen Blick senkt und nicht weiß, wohin mit seinen Armen, signalisiert das genaue Gegenteil. Es ist eine sich selbst erfüllende Prophezeiung: Er hält nichts von sich selbst, glaubt nicht an sich. Also ist er auch gesellschaftlich ständig im Nachteil.

Die Frau in Schwarz hatte Tränen in den Augen, sie nahm meine Hand und sagte: „Danke, dass Sie das gesagt haben – das mit dem Panzer und dem Schutz. Ich weiß jetzt auch, warum es mir so schwer fällt, abzunehmen. Ich will einfach diesen Panzer nicht verlieren, der mich schützt. Mein Arzt hat mir gesagt: Sie haben nur eine Chance, nämlich FdH. Strenge Diät. Das war eine Bedrohung für mich, ich konnte es nicht. Jetzt weiß ich, warum."

Ich habe diese Frau in Schwarz sehr gut verstanden. Und wissen Sie was? Ich war mir in diesem Moment sicher, dass sie es schaffen würde. Sie hatte verstanden, worum es ging. Um die Seele und den Körper. Nun wusste sie, dass sie zuerst ihre Seele pflegen musste. Erst danach würde sie abnehmen und den Panzer abwerfen können.

Klamotten, Gaffer und soziale Ausgrenzung

In Deutschland gibt es eine stille Mehrheit. Still insofern, weil sie nicht geschlossen auftritt und ihre Interessen vertritt. Die Angehörigen dieser Gruppe verstecken sich eher, als dass sie sich selbstbewusst in der Öffentlichkeit zeigen. Dennoch gehören die meisten Deutschen dazu. Sie wissen, wen ich meine, denn Sie gehören selbst dazu: Ich meine die Dicken!

Statistisch ist es eine klare Sache: 67,1 Prozent der Männer und 53 Prozent der Frauen hierzulande sind aus ärztlicher Sicht zu schwer. 20 Prozent haben sogar einen BMI von 30 und mehr. Das heißt, sie haben nach medizinischen Kriterien krankhafte Fettsucht.

Das Problem beginnt schon früh: Denn 16 Prozent aller deutschen Kinder sind zu dick, die Hälfte davon sogar schwerwiegend adipös. Viele von ihnen deshalb, weil sie ihr Ernährungsverhalten vom schlechten Beispiel ihrer Eltern übernommen haben. Weil die Grundsteine für schlechte Lebensgewohnheiten in der Kindheit gelegt werden, gilt für ihr späteres Leben in den meisten Fällen: einmal dick – immer dick.

Der Anteil der Dicken an der Bevölkerung ist damit sehr stabil – und wächst immer weiter. Mittlerweile erfüllen die Dicken die Voraussetzungen für eine absolute Mehrheit, die Männer gar für eine Zweidrittelmehrheit. In den Parlamenten kann eine absolute Mehrheit, also eine Gruppe, die über mehr als die Hälfte aller Stimmen verfügt, tun und lassen, was sie will, weil sie jede Kritik der Opposition sofort niederstimmen kann. In der Gesellschaft hat eine solche Mehrheit immerhin den Vorteil, dass sie den Ton angibt. Das heißt: Die Mehrheit bestimmt, was in ist, was angesagt ist, was als durchschnittlich empfunden wird.

Bei den Dicken ist das jedoch erstaunlicherweise völlig anders. Es ist überhaupt nicht in, dick zu sein, die Werbung aller Branchen zeigt immer nur schlanke Menschen, es gibt so gut wie keine dicken Vorbilder, der Ruf der Dicken ist schlecht, und je dicker sie sind, desto mehr werden sie ausgegrenzt. Verblüffend.

Wie wehrlos viele Dicke sind und wie massiv die schlanke Minderheit die dicke Mehrheit unterdrückt, darüber wundere ich mich immer wieder aufs Neue. Einerseits ist es skandalös. Andererseits hilft es Ihnen nicht, wenn wir uns gemeinsam darüber aufregen. Was aber tatsächlich helfen könnte: Wenn Sie sich genau anschauen, was in der Öffentlichkeit zwischen Dicken und Schlanken passiert, und überlegen, was die Gründe dafür sein könnten. Denn dann können Sie sich positionieren, der Realität ins Auge blicken und aufhören sich zu verstecken und sich selbst und allen anderen etwas vorzumachen. Sie können dann das aufbauen, was Sie am meisten benötigen, um endlich abzunehmen: Selbstvertrauen.

Nadelstiche

Im Urlaub hatte ich vor einiger Zeit ein Erlebnis, das auf den ersten Blick vielleicht nicht spektakulär ist. Es hat mich aber dennoch lange beschäftigt, weil es mir ein fatales Verhaltensmuster von Dicken in der Öffentlichkeit bewusst gemacht hat.

Ich saß auf der Terrasse unseres Hotels und wollte frühstücken. Weil meine Frau noch nicht fertig war, hatte ich Zeit, das Treiben der anderen Gäste zu beobachten. Am Nebentisch hatten sich vier Männer niedergelassen, alle um die vierzig, sportlich, gut gelaunt, eine Herrenrunde, die offensichtlich gemeinsam unterwegs war. Nicht dass meine Tischnachbarn laut gewesen wären oder sich störend benommen hätten – sie frühstückten und unterhielten sich über den vergangenen Abend und ihre Pläne für den Tag.

Da erschien ein einzelner Mann, etwas älter – und sehr dick. Er hatte sich am Büfett einen Teller mit dem gefüllt, was er gerne zum Frühstück aß – nicht mehr und nicht weniger als alle anderen Hotelgäste auch. Nun war er auf dem Weg zu seinem Tisch. Er watschelte im Bewegungsmuster schwerer Menschen, und da er die Hände voll hatte, konnte er sein Gewicht nicht mit den typischen rudernden Armbewegungen ausgleichen. Die Balance zu halten, ist mit weniger Masse nun einmal deutlich einfacher.

Der Dicke war den vier Männern an meinem Nachbartisch aufgefallen. Sie starrten ihn unverhohlen an. Die Gespräche über die Eroberungen in der Disco und den bevorstehenden Urlaubstag erstarben. Die vier hatten nur noch Augen für den armen Dicken, der sich abmühte, um auf die Terrasse der Glücklichen zu gelangen.

Die Terrasse lag etwas erhöht, er musste einige Treppenstufen steigen. Das brachte den dicken Mann in Schwierigkeiten. Er schnaufte sowieso schon und nun musste er die kleine Treppe bewältigen. Ein sportlicher Mensch hätte das Hindernis mit drei, vier leichten Schritten genommen. Nicht so der Dicke mit dem Teller. Wobei der Teller nicht das Problem war. Das eigentliche Problem waren die überflüssigen Kilos, die dem Mann das Leben schwer machten.

Für die Männerrunde war es eine willkommene Ablenkung, mitzuerleben, welche Nöte der Arme durchstand, wie er es nur unter großer Anstrengung langsam und ungelenk schaffte, die wenigen Stufen zu nehmen. Als der Mann dann endlich an seinem Platz saß und erst mal seinen Kreislauf und seine Atmung wieder einigermaßen normalisieren musste, ging es an meinem Nachbartisch erst richtig los: Der Dicke war das große Thema. Einerseits wusste die Gruppe natürlich, was er dringend tun müsste, um abzunehmen – zum Beispiel: sich den Teller am Büfett nicht mehr so vollladen. Andererseits ließen sie keinen der dümmlichen Witze aus, die gemeinhin über Fettleibige gerissen werden: Da ging es um die Kalkulation der Küche, um die Statik des Gebäudes, um die Versicherungsleistungen im Fall eines Unfalls und Ähnliches mehr, Sie können sich den Ton sicher vorstellen.

Aber eigentlich waren es weniger die vier Herren am Nachbartisch, die mich beschäftigten: Solche Reaktionen sind leider ganz normal, auch wenn sich diese Männer nicht mal ein kleines bisschen schämten, so unverfroren und respektlos in der Öffentlichkeit über einen anderen Menschen herzuziehen. Gut, sie hatten eben keinen Anstand, das kommt vor.

Was mich tatsächlich bannte, war die Reaktion des Dicken auf die Schmähungen. Oder besser gesagt: seine Nichtreaktion. Ich war mir nämlich ziemlich sicher, dass der Mann mit dem Teller durchaus bemerkt hatte, dass er ausgelacht wurde.

Er hatte einen versteinerten Gesichtsausdruck aufgesetzt und bewahrte mit größter Mühe Haltung. Er versuchte, den Eindruck zu erwecken, dass ihn das alles nichts anging.

Wie kann er das nur, fragte ich mich. Hätte ich es an seiner Stelle geschafft, so ein Pokerface zu machen? Hätte ich mich vielleicht gewehrt, die vier möglicherweise sogar zur Rede gestellt – schließlich befanden wir uns nicht auf Ballermann 6, sondern in einem ausgezeichneten Hotel, wo man einen kultivierten Umgang miteinander erwarten konnte.

Nicht so unser dicker Mann mit seinem Frühstücksteller. Er schluckte alles herunter und tat obendrein noch so, als hätte er die Unverschämtheit der vier Gäste nicht bemerkt. Dafür gab es nur eine plausible Erklärung: Der Mann war es gewöhnt, in der Öffentlichkeit begafft, ausgelacht und herabgesetzt zu werden. Vielleicht sogar von Kindheit an. Für ihn war das Routine. Er reagierte deshalb gar nicht mehr darauf.

Das tägliche Leben eines Dicken besteht aus Tausenden solcher Nadelstiche.

Das ist eine frustrierende Einsicht: Für die Dicken ist der Alltag in der Öffentlichkeit ein ständiges Martyrium. Sie sind daran gewöhnt, gehänselt und bevormundet und wie Monster begafft zu werden. Keiner findet etwas dabei. Keiner hat deshalb ein schlechtes Gewissen. Keiner tut etwas dagegen.

Dabei leben wir doch in einer offenen, toleranten Gesellschaft, die sich auf ihre Humanität etwas einbildet. Oder etwa nicht?

Mit Dicken will keiner spielen

Fußballer plädieren öffentlich für ein entschiedenes „Nein zu Rassismus!“, nahezu hundert Prozent der Deutschen würden unterschreiben, dass Randgruppen nicht ausgegrenzt werden dürfen, dass niemand wegen seiner Hautfarbe, seiner Religionszugehörigkeit, seiner sexuellen Vorlieben oder wegen anderer persönlicher Merkmale diskriminiert werden darf. In Artikel 3 des deutschen Grundgesetzes wird Diskriminierung ausdrücklich verboten, insbesondere darf niemand wegen seines Geschlechts, seiner Abstammung, seiner Rasse, seiner Sprache, seiner Heimat und Herkunft, seines Glaubens, seiner religiösen oder politischen Anschauungen oder seiner Behinderung benachteiligt oder bevorzugt werden. – Aber für Dicke scheint das alles nicht zu gelten. Mir fällt keine Gruppe der Gesellschaft ein, die im Alltag offener herabgewürdigt wird, als die Dicken.

Ich habe mich gefragt, woran das liegt. Was ich fand, war eine Studie, die den Grund dafür offenlegt: Das Forsa-Institut befragte im Jahr 2010 die Deutschen nach ihrer Haltung gegenüber dicken Menschen. Heraus kam: Eine große Mehrheit der Befragten hält Dicke für faul, undiszipliniert und maßlos.

Dass das Vorurteile sind, liegt auf der Hand: Es kann ja nicht sein, dass 30–40 Millionen Menschen in Deutschland per se faul, gierig und disziplinlos sind! Wie kommen so viele Befragte dazu, diese negativen Zuweisungen derart schematisch vorzunehmen?

Die Antwort ist einfach: Die Studie ergab ebenfalls, dass eine Mehrheit der Deutschen Übergewicht nicht für eine Krankheit hält. Bluthochdruck, Arthrose und Burn-out gelten sehr wohl als Krankheiten. Wer Burn-out hat, muss vorher ja ordentlich geschuftet haben, glauben die Menschen. Dicke dagegen seien Opfer ihrer eigenen schlechten Charaktereigenschaften. Sie könnten sich ja mehr bewegen – wenn sie nur wollten. Und sie müssten ja auch nicht den ganzen Tag Süßkram in sich hineinstopfen. Die Dicken haben sich durch eigenes Verschulden in diese Situation gebracht und liegen nun der Allgemeinheit mit ihren vielfältigen Wehwehchen auf der Tasche. Wenn sie nur einen Funken Anstand im Leib hätten, würden sie sich besinnen und auf der Stelle abnehmen. Fettleibigkeit sei keine Krankheit, sondern eine Charakterschwäche – nach der Meinung vieler Menschen.

Sie wissen selbst, dass dieses Urteil ungerecht ist. Denn Sie wollen ja abnehmen! Nur ist das eben nicht so einfach, denn Fettleibigkeit ist eine komplexe Erkrankung des gesamten Organismus. Und die Schuldfrage ist bei Krankheiten erstens niemals einfach und linear zu beantworten, sondern sehr komplex. Und zweitens spielt es sowieso keine Rolle, wer an einer Krankheit schuld ist. Ein Kranker ist krank und niemand hat ihn dafür zu schmähen! Niemand käme auf die Idee, einen Herzkranken auszulachen mit der Begründung, er sei ja schließlich selbst schuld, wenn sein jahrzehntelanger Lebenswandel sein Herz geschädigt habe.

Die Häme gegenüber Dicken ist nur möglich und zu verstehen, wenn Fettleibigkeit flächendeckend falsch eingeschätzt wird – eben nicht als Krankheit, sondern als Willensschwäche.

Wer dick ist, habe einfach einen schlechten Charakter – so absurd das auch klingt. Aber nach der Forsa-Studie zu urteilen, spukt diese Überzeugung in den Köpfen der meisten Deutschen herum.

Wie tief die Überzeugung sitzt, dass Dicksein die Folge einer Charakterschwäche ist, zeigte auf beklemmende Art eine Studie der Universität Tübingen, die unter der Leitung des Sportpädagogen und Psychogerontologen Professor Ansgar Thiel 2008 durchgeführt wurde. Die Wissenschaftler haben 454 Kinder und Jugendliche im Alter zwischen 10 und 15 Jahren zu einem besonderen Experiment gebeten. Den Testpersonen wurden Fotos von Gleichaltrigen vorgelegt. Diese Fotos zeigten drei Gruppen: Einmal handelte es sich um Jungen und Mädchen mit gesundem Körpergewicht, weder dürr noch dick. Die zweite Gruppe waren behinderte Jugendliche. Sie saßen im Rollstuhl oder trugen andere Anzeichen eines schweren Handicaps. Die dritte Gruppe auf den Fotos bestand aus dicken Jungs und Mädchen. Die Befragten sollten nun erklären, wie sie zu den auf den Fotos abgebildeten Menschen standen. Ob sie sie für klug hielten, ob sie sie sympathisch fänden und ob sie gerne mit ihnen spielen würden bzw. in ihrer Freizeit mit ihnen zu tun haben wollten.

Die befragten Kinder und Jugendlichen zeigten eine eindeutige Präferenz: Die Mehrheit entschied sich natürlich für die Normalgewichtigen. Aber auch die behinderten Kinder waren als Spielkameraden willkommen – ein großer Erfolg unserer antidiskriminierenden Erziehung in Kindergärten und Schulen! Das Problem: Mit den dicken Gleichaltrigen wollte kaum jemand spielen!

Dicke sind doch selbst schuld!

Die Forscher hinterfragten das Ergebnis: Die überwältigende Mehrheit der Testpersonen war der Überzeugung, dass dicke Kinder dümmer und fauler sind als normalgewichtige. Hier zeigt sich, wie tief das Vorurteil verankert ist, dass Dicksein einhergeht mit einem schlechten Charakter, mit Antriebslosigkeit und minderer Intelligenz. Von besonderer Bedeutung ist, dass die Tübinger Studie sich ausschließlich auf Kinder und Jugendliche stützte. Damit kam erstmals in den Blick, wie früh und damit auch wie massiv die verbreiteten Vorurteile gegen Dicke zu wirken beginnen. Kinder sind Einflüsterungen durch die vorherrschende Meinung hilfloser ausgeliefert als Erwachsene, die eher auf Distanz gehen und vorgestanzte Urteile anhand ihres Verstandes und ihrer Erfahrungen überprüfen können – wenn sie wollen. Heranwachsende haben wenig soziale Erfahrungen im Umgang mit Mitmenschen. Und ihr geistiges Rüstzeug ist meist noch nicht weit genug entwickelt, um sich gegen so etwas wie Gruppendruck und plumpe Charakterklischees durchzusetzen. Die Tübinger Studie legt die Annahme nahe, dass die Vereinnahmung durch massive Vorurteile gegen Dicke so früh stattfindet, dass sie sich bis ins Erwachsenenalter längst verfestigt hat und so zum festen Repertoire zwischenmenschlicher Urteile gehört.

Selbst in den Praxen vieler meiner Kollegen sind Dicke nicht vor Stigmatisierungen sicher. Ärzte müssten es eigentlich besser wissen, aber offenbar hilft Wissen nicht immer. Was ich auf Kongressen so nebenbei über dicke Patienten hören muss und was mir meine Patienten von ihren Erfahrungen in anderen Arztpraxen berichten, ist schmerzlich. Da verweigern Ärzte Rezepte nach dem Motto: Der kriegt keine Medikamente, der soll erst mal abnehmen. Ein 120 Kilo schwerer Patient von mir hatte sich wegen seiner chronischen Rückenschmerzen in einer Spezialpraxis vorgestellt. Der Arzt in dieser Praxis schickte ihn wieder weg und legte ihm nahe, erst einmal 30 Kilo abzunehmen, dann könnte er wieder vorsprechen.

Natürlich hat einer mit Rückenproblemen weniger Schmerzen, wenn er abnimmt. Das muss ich als Arzt dann auch so sagen. Aber ich muss als Arzt auch wissen, dass das Abnehmen alles andere als einfach ist. Kaltschnäuzigkeit hilft da überhaupt nicht weiter. Sie macht für den Patienten alles bloß noch schlimmer.

Unter Chirurgen ist es üblich, bei einigen Eingriffen die Operation so lange hinauszuschieben, bis der Patient kräftig Fett reduziert hat. Das sagt man ihm dann auch ins Gesicht: „Das viele Fettgewebe macht die OP riskant und führt leicht zu Infektionen, deshalb müssen Sie erst abnehmen."

Und wissen Sie was: Das stimmt sogar. Aber die implizite Annahme, dass Dicke jederzeit einfach abnehmen könnten, wenn sie nur wollten, zeigt, was viele Ärzte in Wahrheit über die Charaktereigenschaften der Dicken denken: zu faul, um gesund zu sein.

Doch die ganze Misere geht sogar noch tiefer. Und das ist für Sie wichtig, zu verstehen. Denn hier liegt der Schlüssel verborgen, um aus der Falle herauszukommen.

In meiner Praxis erlebe ich oft eine auf den ersten Blick etwas groteske Reaktion. Ich sitze einem Patienten gegenüber, der eindeutig zu viel Fett mit sich herumträgt und deshalb auch schon gesundheitliche Probleme hat – meist ist das auch der Grund, weshalb er zu mir in die Sprechstunde kommt. Wenn wir nun gemeinsam eine Bestandsaufnahme machen und ich ihn mit den bitteren Wahrheiten konfrontiere, die seine Krankheit mit sich bringt, bekomme ich plötzlich zu hören: „Ja, das mag sein, dass ich ein paar Kilo zu viel habe. Aber Sie müssten mal meine Schwester (meinen Bruder, Arbeitskollegen, Nachbarn usw.) sehen! Der/Die ist nämlich wirklich fett! Dagegen bin ich doch harmlos ..."

Mittlerweile kenne ich diese Art von Reaktion, darum schockiert sie mich nicht mehr. Ich erlebe es als einen Teil des Krankheitskomplexes, dass die Patienten ihr Leiden vor sich selbst und vor anderen herunterspielen. Und das geht am einfachsten mit einem Vergleich, bei dem sie selbst gut wegkommen. Nach dem Muster: „Es gibt weit schlimmere Fälle als mich."

Bei diesen Ablenkungsmanövern tritt allerdings ganz schnell etwas zutage, was ich früher kaum für möglich gehalten hätte. Die meisten Dicken hegen anderen Dicken gegenüber die gleichen herabsetzenden und plumpen Vorurteile wie die Schlanken! Sie sehen selbst Dicksein genauso als Charakterschwäche an! Dicke sind auch in den Augen von Dicken faul, inkonsequent, antriebslos, verantwortungslos und dumm.

Natürlich zielen diese Vorurteile vordergründig immer nur auf die anderen Dicken, nie auf denjenigen, der sie hegt, obwohl der ja auch dick ist. Aber in der Tiefe treffen sie sich selbst: Dicke reproduzieren die Herabsetzung, die ihnen durch die Allgemeinheit entgegenschlägt, und entwickeln ebenso wie Normalgewichtige eine Abneigung gegen Dicke – also auch gegen sich selbst! Das ist eine Form von Selbsthass oder zumindest von Selbstablehnung: Sie können sich selbst nicht leiden, Sie halten sich selbst für einen schlechten oder schwachen Menschen. Man könnte auch sagen: Sie machen sich selbst runter.

Das Schlimme daran ist, dass das beeinträchtigte Selbstwertgefühl eines der größten Hindernisse ist, um aus dem körperlich-psychisch-seelischen Teufelskreis auszusteigen, der die Krankheit produziert. Das Gegenteil wäre hilfreich: ein starkes Selbstwertgefühl. Sich selbst annehmen können, ja sich selbst mögen – das ist die Voraussetzung dafür, dass Sie die Verantwortung für Ihre Gesundung übernehmen und damit besser für sich selbst und Ihre eigene Gesundheit sorgen können.

Anstatt unbewusst und unsinnigerweise davon auszugehen, dass Sie dick sind, weil Sie ein schlechter oder schwacher Mensch sind – was ja nicht zu ändern wäre – , sollten Sie eine ganz andere Annahme treffen: Ja, ich bin krank. Denn dann können Sie auch sagen: Ja, ich will gesund werden. Und ich kann gesund werden!

XXXXL

Obwohl viele Dicke es sich nach jahrelanger Übung nicht mehr anmerken lassen: Jeder Dicke leidet unter der gesellschaftlichen Ausgrenzung. Deshalb wollen sie sich unsichtbar machen. Oder besser: Sie wollen ihre Fettmassen unsichtbar machen. Also gehen sie in spezielle Kleidergeschäfte, die eigenartige Namen tragen wie „Miss Molly" oder „pfundsKERL-XXL", und fragen nach Übergrößen. In normale Kleidergeschäfte trauen sie sich meist schon gar nicht mehr, da sie die mitleidigen und bisweilen auch schadenfrohen Blicke der Verkäuferinnen und der anderen Kundinnen nicht mehr ertragen. Diese Blicke begegnen ihnen, wenn sie ein modisches Teil anprobieren, das ihren schlanken Freundinnen toll stehen würde: „Merkt denn die fette Kuh gar nicht, wie sie in der engen Hose aussieht?"

Nach Hause gehen die Dicken dann oft mit unsäglichen Schlabberklamotten, mit sackähnlichen, meist tiefschwarzen Gewändern, die das

Fehlen der Übergänge zwischen Hüfte und Taille kaschieren sollen. Das Kleidungsproblem verhindert übrigens auch, dass Dicke Sport treiben. Sie finden eben keine passende Kleidung, denn in den gängigen Läuferhosen und knallengen Shirts wollen sie sich nicht zeigen. Verständlicherweise, wenn man an die Reaktionen der anderen Sportler denkt.

Dicke fallen zwangsläufig wegen ihrer Körpermasse auf. Also versuchen viele, sich zu verstecken, indem sie sich in ihren vier Wänden verkriechen und sozialen Kontakten aus dem Weg gehen. Doch irgendwann müssen sie ihr Refugium verlassen. Dann werden sie mit den nonverbalen Gesten der Verachtung, den herabsetzenden Bemerkungen über den ihnen unterstellten Lebensstil und den offenen Anfeindungen durch „Witzbolde" konfrontiert.

Andere versuchen, der Diskriminierung entgegenzuwirken, indem sie sich selbst gegen Herabsetzung stärken und sich mit ihrem Dicksein arrangieren. Das sind dann die Menschen, die ihr Körpergewicht offensiv vor sich hertragen. Sie müssen sich tausendmal am Tag sagen: „Ich bin so, wie ich bin – und das ist richtig so."

Einigen Dicken gelingt es, sich auf diese Weise immun zu machen gegen die vielfältigen Zumutungen ihrer Umwelt. Sie sprechen dann von ihrem „Wohlfühlgewicht". Das hat das Ziel, sich mit einem Zustand abzufinden, der zwar unerträglich ist, den man aber nicht ändern zu können glaubt. Sie wollen ihren Frieden mit sich und ihrem Körper machen.

Dadurch werden sie scheinbar unangreifbar, sie können nicht mehr durch unbedachte Gesten oder dumme Sprüche aus der Fassung gebracht werden. Aber sie wählen damit den Weg der Krankheit. Sie finden sich damit ab, indem sie sich einen mentalen Panzer zulegen. Den Körper geben sie preis, um ihre Seele zu schützen.

Wenn mir solche Patienten gegenübersitzen, dann akzeptiere ich ihren Weg. Es wäre ja auch vermessen, jemanden zu seinem Glück zu zwingen, ihn also gegen seinen Willen zum Abnehmen bewegen zu wollen. Der Boss ist der Patient, ich bin nur der Ratgeber. Mehr steht mir nicht zu.

Aber eines kann ich ihnen dennoch nicht ersparen: Die Warnung vor den gesundheitlichen Schäden, die durch Übergewicht entstehen. Ihre Beschwerden hören nicht auf, wenn Sie anfangen zu versuchen, Dicksein gut und richtig zu finden!

Und noch etwas: Ich fürchte, dass viele, die dieses Einverständnis mit ihrer Körperfülle offensiv vor sich hertragen, das gar nicht aus echter Überzeugung tun – sondern nur, weil sie keinen anderen Ausweg sehen. Mit Selbstbetrug kommen Sie aber nicht weiter. Vor allem nicht, wenn es um eine so komplexe Problematik geht. Ich bin überzeugt davon, dass Ihr einziger Ausweg darin besteht, Ihrer Situation offen ins Auge zu blicken und aufzuhören, sich selbst etwas vorzumachen.

Ein anderer Teil der drangsalierten Dicken will sich nicht mit dem sozialen Druck abfinden, sondern reagiert mit Gegenwehr. Sie wollen sich die permanente Ausgrenzung nicht gefallen lassen. Sobald sie in der Öffentlichkeit schief angesehen, benachteiligt oder gehänselt werden, gehen sie verbal zum Gegenangriff über. Was aber noch viel wichtiger ist als diese aktive Selbstverteidigung: Sie schließen sich zusammen, um gemeinsam ein Umdenken zu erreichen und Gegendruck auszuüben auf eine Gesellschaft, die sie wie Aussätzige behandelt.

Ein Sammelbecken solcher Aktivisten ist etwa die „Gesellschaft gegen Gewichtsdiskriminierung". Die GgG sieht Gewichtsdiskriminierung als ebenso schädlich und verwerflich an wie Diskriminierung aufgrund der Hautfarbe, der Religion, des Geschlechts, aufgrund einer Behinderung oder der sexuellen Ausrichtung. Die GgG betreibt Aufklärung und Beratung. Sie leistet aber auch Lobbyarbeit – das heißt, sie übt Einfluss aus auf Politiker und gesellschaftliche Entscheider, Einfluss, der sicherstellen soll, dass die Diskriminierung Dicker unterbunden wird. Die GgG will also nicht die Dicken ändern, sondern die Gesellschaft.

Ich finde, diese Bestrebungen verdienen Anerkennung. Dennoch bin ich der Meinung, dass die Kranken gegen ihre Krankheit vorgehen sollten. Dicke müssen respektiert werden – aber darum ist Dicksein noch lange nicht gesund!

Der einzige Ausweg

Um es klar zu sagen: Alle Strategien, mit denen Sie versuchen, Ihre Krankheit sich und allen anderen als Normalität zu verkaufen – und sei es, um so gegen Ungerechtigkeiten, gegen Diskriminierung und persönliche Nachteile im sozialen Leben zu kämpfen –, verstetigt Ihre Probleme und löst sie nicht.

Die Vorurteile, die Dicken entgegengebracht werden, mögen irrational, unfair und entwürdigend sein. Dicke werden herzlos behandelt, das wissen wir nun. Diese Vorurteile halten sich deshalb so ungebrochen, weil sie auf zwar falschen, aber naheliegenden Annahmen beruhen. Eine dieser Annahmen – und diese Wahrheit kann ich Ihnen nicht ersparen – ist folgende: Dicke können etwas tun gegen ihr Dicksein. Und diese Annahme ist nun tatsächlich nicht falsch, sondern vollkommen richtig!

Was ganz sicher falsch ist: Dass es einfach ist, abzunehmen. Dass Dicke einfach nur weniger essen und sich bewegen müssten. Dass sie dann ganz schnell abnehmen und dadurch auch wieder aus der Vereinsamung und der Stigmatisierung herauskommen.

Wenn es so simpel wäre, dann wären Sie nicht dick. Denn niemand ist freiwillig und mit Begeisterung dick und nimmt dafür auch alle die unangenehmen Begleiterscheinungen in Kauf.

Der Kern des Problems ist: Übergewicht betrifft Körper und Seele gleichermaßen. Es ist ein ständiger Wechsel von Ursache und Wirkung. Wer kann schon sagen, ob Dicke erfolglos und isoliert sind, weil sie dick sind. Oder ob sie dick geworden sind, weil sie sich irgendwann einsam und chancenlos gefühlt und sich deshalb ein frustgesteuertes Essverhalten zugelegt haben.

Es ergibt keinen Sinn, die Frage nach der Ursache zu stellen. Viel mehr Sinn ergibt es, den Ausweg zu suchen und die Abwärtsspirale aufzuhalten und umzukehren.

Darum will ich, dass Sie der Realität ins Auge schauen: Solange Sie dick sind, werden Sie diskriminiert werden. Das ist schlimm, aber das werden Sie nicht ändern können. Schauen Sie sich stattdessen an, wie tief die Abneigung der Menschen gegen Ihr Dicksein sitzt. Machen Sie sich bewusst, dass Sie selbst mit hoher Wahrscheinlichkeit eine Abneigung gegen Dicke sogar teilen, so unsinnig das auch ist.

Sie werden als Dicker in der Öffentlichkeit nicht gleich behandelt werden wie ein schlanker Mensch, Ihr Leben wird beschwerlich bleiben, solange Sie dick sind! Das Einzige, was Sie wirklich ändern können, auch wenn es schwer ist: Ihr Gewicht!

Berufsleben und Karriereleiter

Frau Rickert fiel aus allen Wolken. Aus ungefähr 10.000 Metern Flughöhe. Und dazu noch aus heiterem Himmel. Von diesem Sturz berichtete mir Frau Rickert, die ich schon seit Jahren als Patientin betreute, eines Tages unter Tränen.

„Stewardess", sagte sie, „das war immer mein ganz großer Traum!"

Und den hatte sie auch einige Jahre gelebt. Doch nun sollte sie nach einem Gespräch mit ihrem Vorgesetzten zum Bodenpersonal wechseln.

Der Grund: 15 Kilo „Übergepäck", wie man es in der Fachsprache der Fluggesellschaften nennen könnte. Doch dieses Übergepäck hatte sie nicht im Koffer. Nein, sie trug es an ihrem Körper. Konnte es also nicht so einfach am Boden lassen. Und ihr Arbeitgeber wollte es nicht mehr durch die Gegend fliegen.

Als ich Frau Rickert kennenlernte, war sie kein superdünnes Model. Sie wog bei 1,70 Metern gute 70 Kilo. Doch damit konnte sie über den Wolken arbeiten. Mit dreißig Jahren bekam sie dann ein Kind. Sie nahm kräftig zu, was bei Schwangerschaften nicht unüblich ist. Aus den 70 Kilo wurden zunächst 80 und dann 85 – und davon kam sie auch nicht mehr runter. 85 Kilo, eigentlich keine Katastrophe.

Doch ihr Arbeitgeber sah das anders. Das Gespräch mit ihrem Vorgesetzten verlief höflich. Der Manager erkundigte sich nach dem Befinden seiner Stewardess. Dann fragte er, wie sie mit der Arbeit an Bord zurechtkomme. Gut, antwortete sie wahrheitsgemäß. Darauf wollte ihr Vorgesetzter wissen, ob sie sich denn noch gut genug bewegen könne in den engen Flugzeugen. Als sie seine Skepsis ausräumen wollte, unterbrach er sie und teilte ihr mit einem Lächeln mit, dass er dafür zu sorgen habe, dass es seinen Mitarbeitern gut gehe. Deshalb würde er sie zum Bodenpersonal versetzen. Punkt.

Meine Patientin wurde also zum Bodenpersonal „befördert" und musste nun eine Arbeit machen, die ihr verhasst war. Letztlich hat Frau Rickert ihre überflüssigen Pfunde mit ihrem Traumjob bezahlt.

Das ist die Realität. Und meine Patientin ist kein Einzelfall. Dicke sind einfach nicht dick im Geschäft.

Allerdings weiß ich auch, dass Dicksein als Stolperstein in der öffentlichen Diskussion nicht vorkommt. Die Zauberworte für eine erfolgreiche Karriere lauten: Bildung, Fleiß, Flexibilität und Teamfähigkeit. Wer das mitbringt, dem steht die Welt offen. Der ideale Arbeitnehmer ist mit diesen Kardinaltugenden ausgestattet – und so wird er ständig präsentiert. Wer diesem Ideal entspricht, hat so gut wie gewonnen. Dass es aber noch eine weitere Kardinaltugend braucht, wird normalerweise verschwiegen. Ich sage es hier einmal laut: Sie wollen beruflich erfolgreich sein? – Dann sollten Sie auch schlank sein!

Die moderne Leistungsgesellschaft basiert auf der Voraussetzung, dass die Besten nach vorne kommen. Noch während der Industrialisierung im 19. Jahrhundert gab es enorme Hemmnisse, weil an den Schalthebeln nur Angehörige der alten Standesgesellschaft sitzen durften, also Adlige und Angehörige des Großbürgertums. Um die Jahrhundertwende schöpfte die boomende deutsche Industrie schon aus dem ganzen Volk. Wer fleißig und findig war, konnte Karriere machen. Diese Entwicklung erwies sich als äußerst produktiv. Kein Politiker hat seither versucht, sie zurückzudrehen.

Auch die moderne digitale Welt ist darauf angewiesen, Mitarbeiter aus allen Bereichen und mittlerweile sogar aus allen Ländern zu rekrutieren. Alle, die die nötigen Voraussetzungen mitbringen, sollen mitmachen können.

Soweit die allgemein akzeptierte und weitverbreitete Anschauung. Doch das ist Augenwischerei.

Die Vorstellung vom schönen neuen Arbeitsmarkt, der nur auf die Gebildeten, Fleißigen, Strebsamen, Mobilen und Teamfähigen wartet, ist unvollständig. Warum?

Schauen Sie sich einen dieser coolen Hochglanzwerbespots für ein Lifestyleprodukt an – für ein Rasierwasser, ein Parfüm, einen Modelikör oder eine Kaffeemarke. Normalerweise fungiert ein typischer Erfolgsmensch als Werbeträger. Wir sehen also die topfrisierte Abteilungsleiterin in ihren High Heels nach Hause kommen. Oder den schnieken, jungen Kommunikationschef in seinem Armani-Anzug und den handgearbeiteten Schuhen aus Italien. Er holt sich einen Drink oder lässt einen Kaffee durch die Espressomaschine laufen und wirft sich auf die Ledercouch. Vorher entledigt er sich des Jacketts oder der Krawatte. Dann nimmt er sein Smartphone und ruft die hippen Freunde an – zwecks weiterer Planung des Freizeitabends.

Stellen Sie sich nun vor, es ist diesmal nicht die attraktive Blondine mit der langen Mähne und der Modelfigur oder der durchtrainierte Langläufer mit dem Sixpack. Nein, unser Erfolgsmensch wiegt weit über 100 Kilo. Da wird es schon schwieriger, das Jackett elegant in die Ecke oder die High Heels im hohen Bogen durchs Zimmer zu befördern. Es dauert, bis er aus der engen Jacke ist – und dann kommt das unter den Armen durchgeschwitzte Hemd zum Vorschein. Und wenn die Zweieinhalb-Zentner-Blondine sich auf die teure Couch wirft, geht die womöglich zu Bruch oder im schlimmsten Fall verletzt sich die Dame sogar.

Sie sehen selbst: Irgendetwas haut da nicht mehr hin. Die Ästhetik der Werbewelt gerät durcheinander. Eine innere Instanz lehnt die Vorstellung eines dicken Erfolgsmenschen heftig ab – der Realitätssinn.

Vom Babyspeck zum Kummerspeck

Im Klartext: Dicke haben im Berufsleben von Anfang an schlechte Karten. Sie ziehen bereits beim Berufsstart gegenüber Schlanken den Kürzeren. Und sie stehen, wenn es darum geht, eine attraktive Leitungsposition zu besetzen, gar nicht erst zur Debatte. Allein schon deshalb, weil sie meist nicht bis auf die Hierarchieebene vordringen konnten, auf der die potenziellen Bewerber für gefragte Jobs rekrutiert werden.

Tragisch ist tatsächlich, wenn das Dicksein quasi in die Wiege gelegt ist. Was ich damit meine: Dicke Kinder haben meist auch dicke Eltern. Das hat natürlich auch mit den Genen (siehe Kap. „Es sind nicht immer die Hormone oder die Gene") zu tun, insbesondere aber mit den schlechten Ernährungsgewohnheiten der Eltern, die diese an das Kind weitergeben.

Letztlich treten Dicke in einem beruflichen Auswahlprozess an, bei dem sie von vornherein geringere Chancen haben. Aus Babyspeck wird Kinderspeck, aus Kinderspeck Erwachsenenspeck, aus Erwachsenenspeck Kummerspeck. Früher hat man bei dicken Kindern gerne gesagt: Das verwächst sich. Das aber ist ein Irrglaube! In den meisten

Fällen bleiben dicke Kinder dick. Ihr Leben lang. Wenn sie nichts dagegen tun.

Die dicke Karriere hat mit der Vorbildfunktion der Eltern zu tun. Wenn nicht schon von Kindesbeinen an auf eine gesunde, abwechslungsreiche Ernährung geachtet wird, auf Bewegung an der frischen Luft und darauf, wie man mit Stress und Frustrationen im Alltag umgeht, übernimmt der Nachwuchs zwangsläufig das schlechte Verhaltensmuster, das die Eltern ihm vorgelebt und damit eingeprägt haben. Was sollte er auch anderes tun? Er hat ja nur ein Elternpaar und keine Vergleichsmöglichkeit. Und falls das Kind in der Vorschule oder der Schule tatsächlich mit einem gesünderen Ernährungsverhalten konfrontiert wird, ist es meistens schon zu spät. Dann hat sich mit dem stark gesüßten Babytee, der Limonade, den Pommes, Burgern, Würstchen und Schokoriegeln längst ein Ernährungsverhalten eingespielt, dem die Heranwachsenden nicht mehr entkommen können.

Nach Angaben des Forschungsverbundes PreVENT beim Bundesministerium für Bildung und Forschung haben Kinder dicker Eltern (BMI 25–30) ein um 80 Prozent erhöhtes Risiko, selbst übergewichtig zu werden. Und das Risiko der Kinder von adipösen Eltern (BMI über 30), selbst adipös zu werden, liegt sogar um 300 Prozent höher als bei Kindern normalgewichtiger Eltern.

Diese Zahlen sprechen für sich. Es geht hier nicht um eine Minderheit, es geht um viele, um sehr viele sogar. Und alle diese heranwachsenden Schwergewichte sollen ihre Chance im Beruf bekommen? Wer glaubt daran?

Die meisten übergewichtigen Berufseinsteiger kommen aus sozial benachteiligten Familien. Es fehlen den Kindern positive Vorbilder, von denen sie sich einen gesunden Lebensstil abschauen können. Erschwerend kommt hinzu, dass oft kein Geld für Freizeitaktivitäten, Sport oder für Bücher, Computer und andere Lehrmaterialien vorhanden ist. Krasser gesagt: Wenn die Eltern ihre Freizeit rauchend vor dem Fernseher verbringen, wenn es mittags keine gemeinsame Mahlzeit mit Gemüse, Obst, wertvollen Eiweißen und Fetten gibt und wenn die Eltern nicht zum Sport gehen oder sich an der frischen Luft bewegen, dann ist die Wahrscheinlichkeit sehr gering, dass sich das Kind einmal anders verhalten wird.

In meine Sprechstunde kam eine Mutter mit ihrem übergewichtigen 14-jährigen Sohn. Ich fragte ihn, ob er Sport treibe. Er antwortete mir, dass er ein großer Fußballfan sei und auch gerne in einem Verein spielen würde. Dafür sei aber kein Geld da, seine Eltern könnten den Mitgliedsbeitrag nicht bezahlen. Weil ich selbst Fußballfan bin, hat mich das sehr beschäftigt. Also habe ich einen Trainer angesprochen, der die Jugendabteilung eines Vereins betreut. Er hat beim Vorstand des Clubs erwirkt, dass der Junge zunächst ohne Beitrag zum Training kommen könnte. Doch er kam nicht. Als ich nachfragte, stellte sich heraus, dass das Geld auch für die Fußballschuhe und die Busfahrt zum Sportplatz fehlte.

Die Ursachen fürs Dicksein sind vielfältig. Aber Kinder, die in sozial schwache und bildungsferne Schichten geboren werden, haben es von Anfang an schwerer, schlank, fit und gesund zu bleiben. Genau das zeigt auch die KiGGS-Studie des Robert-Koch-Instituts von 2008. In deren Resultat werden Übergewicht der Eltern, hohes Geburtsgewicht, hohe Gewichtszunahme der Mutter während der Schwangerschaft, Rauchen der Eltern, Rauchen der Mutter während der Schwangerschaft, Flaschennahrung statt Stillen, wenig Schlaf, geringe körperliche Aktivitäten, lange Zeiten vor Computer oder Fernseher, ungesunde Ernährung, fehlende Betreuung nach der Schule und ein niedriger familiärer Zusammenhalt als Risikofaktoren für Übergewicht der Kinder genannt.

Kommt ein Berufseinsteiger aus einer solchen Familie, hat er es natürlich viel schwerer als jemand, der einen besseren Start ins Leben genießen durfte. Dem von Beginn an der Weg zu einem gesunden Körper und einer guten Ausbildung geebnet wurde. Es ist nicht gerecht, aber leider ist das die Realität; Chancengleichheit gibt es de facto nicht!

Der Fettleibigkeitseffekt

Doch selbst wenn ein Dicker einen Job bekommt; befördert werden andere. Eine Studie der Universität Tübingen von 2012 hat das belegt. Unter der Leitung des Sportwissenschaftlers Professor

Ansgar Thiel und des Psychosomatikers Professor Stephan Zipfel wollten die Wissenschaftler herausfinden, ob Personalchefs dazu bereit sind, dicke Mitarbeiter auch in verantwortungsvolle Positionen zu bringen. Man hat deshalb Personalleiter als Versuchspersonen zu dem Test eingeladen. Diesen 127 Entscheidern hat man Fotos von ganz verschiedenen Menschen vorgelegt. Dann wurden sie nach ihrer Meinung zu den abgebildeten Personen befragt. Die Fragen waren allgemein gehalten. Für die Testpersonen wurde nur klar, dass es sich bei den abgebildeten Personen um etwaige Bewerber auf gefragte Positionen handelte.

Auf den vorgelegten Fotos sah man die Oberkörper der Menschen. Alle waren mit weißen T-Shirts bekleidet. Insgesamt gab es 12 Fotos mit jeweils einer Person zwischen 40 und 50 Jahren – 6 Männer und 6 Frauen. Allerdings war ein Drittel der Bewerber dick. Von den restlichen 8 hatten 4 einen Migrationshintergrund. Damit wollte man verschleiern, worum es in der Studie eigentlich ging – nämlich um die Diskriminierung dicker Menschen im Berufsleben.

Die Personaler sollten den 12 Menschen jeweils einen Beruf zuordnen. Die Palette der Möglichkeiten war übersichtlich: Arzt, Architekt, Optiker, Einzelhändler, Pförtner und Reinigungskraft. Dann erst kam die entscheidende Frage: Wen würden Sie auf keinen Fall einstellen? Schließlich sollten die Testpersonen unter 6 angeblich gleich gut qualifizierten Kandidaten 3 aussuchen, die für sie als Abteilungsleiter infrage gekommen wären.

Die Dicken schnitten durchgehend schlecht ab – wobei die Frauen noch seltener eine Chance bekamen als ihre männlichen Kollegen. Dicken Frauen traute so gut wie niemand zu, als Ärztin oder Architektin zu arbeiten – nämlich nur 2 Prozent. Fast die Hälfte der Befragten – über 43 Prozent – sah hingegen einen prestigeträchtigen Beruf als passend für die normalgewichtigen Frauen an.

Insgesamt waren nur 6 Prozent bereit, die dicken Frauen auf eine Abteilungsleiterposition zu setzen. Fast 70 Prozent trauten aber den normalgewichtigen Frauen zu, dass sie eine Abteilung leiten könnten. Bei übergewichtigen Männern fielen die Urteile der Befragten etwas milder aus.

Besonders kurios an den Ergebnissen aber war: Die Einschätzungen der Befragten fielen für die Dicken viel negativer aus, als das aufgrund der wirklichen Relationen im Arbeitsleben zu erwarten gewesen wäre. Wahrscheinlich weil die Versuchspersonen sich der Zielrichtung der Befragung nicht bewusst waren und so ihre Vorurteile ausleben konnten. Die Autoren der Tübinger Studie wiesen zudem darauf hin, dass die Testpersonen eine besondere Ausbildung erhalten hatten, die solche vorurteilsbehafteten Entscheidungen eben ausschließen sollte.

Das Experiment bestätigt meine Beobachtung: Dicke haben schlechte Chancen, in gute Positionen zu kommen. Sie werden gar nicht erst nach ihren Qualifikationen gefragt. Die Entscheider schließen sie von vornherein von der Auswahl der möglichen Aspiranten aus.

Die Folgen werden in der Tübinger Studie ebenfalls aufgezeigt. Die Forscher haben herausgefunden, dass die betroffenen Dicken, wenn sie eine solche Zurücksetzung aufgrund ihres Körpergewichtes erlebt haben, eben nicht die naheliegende Konsequenz ziehen und sich anstrengen, die überflüssigen Kilos abzunehmen, die ihrem Fortkommen im Weg stehen. Im Gegenteil: Wer einmal so verprellt wurde, ist frustriert und flüchtet sich in Ersatzbefriedigungen. Eine davon ist Frustessen.

Die abgewiesenen Dicken fressen ihren Ärger über die Zurückweisung also oft in sich rein – und fallen beim nächsten Auswahlverfahren noch früher raus. Also wieder der alte Teufelskreis.

Es gibt nicht nur eine Bremse beim Auswahlverfahren für Führungskräfte. Dicke stehen im Beruf insgesamt schlechter da. Die Wirtschaftswissenschaftler Professor Daniel Hamermesh und Jeff Biddle haben in Kanada und den Vereinigten Staaten schon in den 1990er-Jahren zahlreiche Befragungen zum Thema Ökonomie und Schönheit durchgeführt. Ihre Ergebnisse schlagen sich in Zahlen nieder: Die Testpersonen von Hamermesh und Biddle beurteilten etwa 9 Prozent der Männer als unattraktiv. Diese Männer verdienten einen Stundenlohn, der im Mittel 10 Prozent unter dem Durchschnitt lag. Gleichzeitig stellte sich heraus, dass diejenigen, die von allen als gut aussehend beschrieben wurden – das waren 32 Prozent – um

5 Prozent mehr verdienten als normal aussehende und unattraktive Kollegen. Hamermesh und Biddle können sogar den durchschnittlichen Gehaltsverlust durch Fettleibigkeit beziffern: Nach ihren Untersuchungen macht im Bereich des Managements jedes Kilo zu viel ein Minus von etwa 1000 Dollar im Jahr aus.

Dieser Zusammenhang ist als sogenannter „Fettleibigkeitseffekt" bekannt. Die Fachwelt ist sich einig darüber, dass Dicke weniger in ihrer Lohntüte nach Hause bringen als ihre Kollegen mit Normalgewicht. Die Wirtschaftswissenschaftler Professor Susan Averett und Standers Korenman kommen in ihren Studien zu dem Ergebnis, dass vor allem Jüngere erhebliche Einkommenseinbußen in Kauf nehmen müssen, wenn sie dick sind. Dicke verdienen einfach schlechter – vor allem wenn sie jung sind und eigentlich beruflich durchstarten wollen.

Abschwungmasse

Dicke, die normalgewichtig oder schlank ins Berufsleben gestartet sind, aber im Laufe der Jahre aus unterschiedlichen Gründen kontinuierlich zugenommen haben, bekommen es auch dicke. Im Gegensatz zu ihren Leidensgenossen, die von Kindesbeinen an mit der Gewichtsproblematik zu kämpfen haben, sitzen manche bereits auf einer guten und vielleicht sogar prestigeträchtigen Position, die sie sich erkämpfen konnten, weil sie als Normalgewichtige eben nicht frühzeitig aussortiert worden sind.

Was geschieht nun mit ihnen? Sieht man ihnen ihre Gewichtszunahme nach, weil sie ja genug Gelegenheiten hatten, ihre Talente und Fähigkeiten im Berufsalltag zu beweisen?

Die Antwort lautet: Nein! Funktionsträger, die sich nach oben gearbeitet und bewährt haben, laufen schnell Gefahr, ihre Position zu verlieren, wenn sie an Gewicht zulegen. Sie gehören plötzlich nicht mehr zu den angesehenen Leistungsträgern, zu den smarten Erfolgsmenschen und coolen Aufsteigern. Ihre jahrelange Treue zur Firma, ihre kontinuierlichen Leistungen, ihre Opferbereitschaft – das alles zählt nicht mehr, sobald sie zu viele Kilos auf den Rippen haben. Leider kommt es häufig vor, dass Arbeitnehmer bei der Beförderung ausgebremst, auf der Karriereleiter herabgestuft oder sogar versetzt bzw. entlassen werden, weil sie dick geworden sind. Darüber wird nicht offen gesprochen – solche Personalentscheidungen werden meist verbrämt weitergegeben.

Im Gegensatz zu beruflichen Benachteiligungen wegen der Hautfarbe, der Religion, des Geschlechts oder der politisch-religiösen Ausrichtung sind Diskriminierungen von Dicken kaum juristisch angreifbar. Mittlerweile ist es sogar gerichtsnotorisch, dass das Gewicht nicht als Diskriminierungsgrund gelten darf. So kam es zu einem Arbeitsrechtsprozess, weil eine dicke Bewerberin die Führungsposition bei einem Lobbyverein nicht bekommen hatte. Der Arbeitgeber wies ausdrücklich auf ihre Kleidergröße hin: Größe 42 – das heißt, sie war ein bisschen rund und schwer. Dennoch war sie dem Lobbyverein zu dick für seine Zwecke. Sie sollte die „Gesundheitsziele des Vereins" glaubwürdig vertreten können.

Die Klage der Frau wurde vom Arbeitsgericht abgelehnt. Die Richter wiesen darauf hin, dass das Gewicht nicht unter das allgemeine Gleichbehandlungsgesetz fällt. Wer nur wegen seines Körpergewichts keinen Job bekommt, hat also keine Chance vor Gericht.

So erging es auch meiner Patientin Frau Rickert, die ihren Traumjob als Stewardess aufgeben musste. Die Fluggesellschaften erwarten von ihren Bewerbern für den Borddienst ein „Idealgewicht". Dieses „Idealgewicht" bestimmt jede Airline unterschiedlich: Bei einer 1,70 Meter großen Frau (also bei der Größe meiner Patientin) liegt es zwischen 60 und 72 Kilo – die Stewardess hatte es also zunächst um acht Kilo und dann sogar um 13 Kilo überschritten. Männer dürfen bei einer Größe von 1,80 Meter nicht mehr als 88 Kilo wiegen, wobei man sich am gängigen BMI orientiert. Es gibt übrigens auch Mindestgrößen. Bei den Stewardessen hat das mit der Höhe der Gepäckfächer zu tun, an die sie rankommen müssen. Wer das Mindestgewicht unterschreitet, muss nicht zunehmen. Das leuchtet aus Sicht der Fluggesellschaften durchaus ein, denn jedes Kilo weniger spart Treibstoff. Wer jedoch das Maximalgewicht überschreitet, muss gehen.

Der Flugverkehr ist eine technisch sensible Branche, in der vielleicht besonders harte Kriterien zu erfüllen sind, härter als in anderen.

Das stimmt jedoch nicht. Wer am Boden dick wird, muss auch damit rechnen, seine Arbeit zu verlieren, wie zum Beispiel ein Bademeister, dem gekündigt wurde, weil die Leitung des Schwimmbads ihm unterstellte, aufgrund seines Übergewichts nicht mehr dazu in der Lage zu sein, Badegäste vor dem Ertrinken zu retten. Oder ein dicker Busfahrer, der nach der Meinung seines Arbeitgebers einen Kreislaufkollaps erleiden und damit einen Unfall verursachen könnte.

Der Kölner Anwalt für Arbeitsrecht Christian Solmecke weist in der „Mitteldeutschen Zeitung" vom 17. 10. 2013 darauf hin, dass es auch bei der Verbeamtung von Lehrern eine rigide Praxis gegenüber Dicken gibt, die die Gerichte unterschiedlich bewerten. So gehen bestimmte Arbeitsgerichte gegen die Verweigerung der Verbeamtung vor, wenn der betroffene Lehrer zwar dick ist, sich aber noch keine Krankheitsfolgen seines Übergewichts eingestellt haben. Es gibt aber andere Gerichte, denen es völlig ausreicht, dass ein Bewerber für den Staatsdienst einen bestimmten BMI überschreitet, um ihm die Verbeamtung zu verweigern. Die Richter beziehen sich in ihrer Begründung darauf, dass das Risiko für Folge- und Begleiterkrankungen bei einem dicken Lehrer hoch ist. Also darf er kein Beamter werden – weil er sonst den Staat Geld kosten würde.

Die Richtlinien sind streng, wenn es um die Folgekosten geht. So wird bei Zurückstufungen, Entlassungen und Nichteinstellungen von dicken Menschen vor Gericht gerne ins Feld geführt, dass sie erfahrungsgemäß zu Herz- und Kreislauferkrankungen neigen. Das führe zu Fehltagen, die unnötige Kosten verursachten und die Kollegen über Gebühr belasten würden, die ihre Vertretung übernehmen müssten. Sie können das sehen, wie Sie wollen. Sie können es ungerecht finden. Es ändert nichts daran. Und die Fakten stimmen ja: Dicke sind in der Tat öfter krank als Schlanke. Statistisch gesehen.

Die Arbeitgeber oder ihre Anwälte beziehen sich dabei auf die Sterbetafel des Sozio-oekonomischen Panels SOEP, einer jährlichen Wiederholungsbefragung von 12.000 Privathaushalten. Aus diesen Statistiken geht hervor, dass übergewichtige Deutsche früher in Rente gehen müssen als ihre normalgewichtigen Mitbürger. Das führt in den Augen der Arbeitgeber zu Belastungen der betroffenen Firmen, die die Frührentner eingearbeitet oder gar ausgebildet und sich darauf verlassen haben, dass sie bis zum gesetzlichen Rentenalter zur Verfügung stehen und die Kollegen entlasten.

Außerdem ist dem Sozio-oekonomischen Panel zu entnehmen, dass die Sterblichkeitsrate während des Berufslebens unter den Übergewichtigen größer ist als unter den Normalgewichtigen. Das heißt: Dicke sterben früher und scheiden deshalb natürlich auch oft vorzeitig aus dem Arbeitsleben aus. Deshalb argumentieren Arbeitgeber: Wenn wir damit rechnen müssen, dass du vorzeitig stirbst und uns nicht deine gesamte Lebensarbeitszeit zur Verfügung steht, dann wollen wir das Risiko gar nicht erst eingehen, dich einzustellen.

Aber wie es in Wissenschaft und Statistik oft üblich ist, gibt es zu Studien Gegenstudien oder zumindest Studien, die zu anderen Ergebnissen kommen, zumindest scheinbar. Das hat in manchen Fällen mit erfolgreichem Lobbyismus zu tun, ist oft aber auch nur einer komplizierten Gemengelage geschuldet.

So hat das Institut zur Zukunft der Arbeit (IZA) in Bonn den Zusammenhang von Körpergewicht und Erfolg im Job untersucht. Das Ergebnis der 2014 veröffentlichten Forschungsarbeit verwundert erst einmal nicht: Schlanke Frauen beziehen oft ein hohes Einkommen. Dann aber kommt es: Sehr schlanke Männer bekommen weniger Gehalt als ihre übergewichtigen Kollegen. Es heißt in dem IZA-Bericht sogar, dicke Männer hätten bessere Chancen bei der Jobsuche.

Das hört sich zunächst unverständlich an. Hatte bisher nicht alles auf das Gegenteil hingedeutet? Nämlich dass Übergewichtige sowohl bei der Berufswahl als auch beim Einkommen und beim Aufstieg benachteiligt sind?

Eine Erklärung für diese unschlüssige Datenlage fanden die Wirtschaftswissenschaftler Marco Caliendo von der Universität Potsdam und Markus Gehrsitz von der City University New York. Dazu werteten sie Daten von 18.000 Personen aus – die Grundlage ihrer Erhebung war wieder das Sozio-oekonomische Panel (SOEP).

Die beiden Ökonomen stellten dabei fest, dass Frauen mit einem BMI von 21,5 am besten verdienen. Das sind Frauen, die die Maße eines Models haben – also sehr schlank sind. Wenn der BMI ansteigt, sinkt das Einkommen, sodass übergewichtige Frauen letztendlich 12 Prozent weniger Gehalt mit nach Hause nehmen als ihre schlanken Kolleginnen. Hinzu kommt, dass Frauen mit einem hohen BMI nur schwer einen guten Job finden und erheblich länger und häufiger arbeitslos sind.

Verwirrend wurde es jedoch bei den Männern: Bei einem BMI, der von 23 bis weit in den übergewichtigen Bereich reicht, gehören sie zu den Besserverdienenden. Männer aber, die weit darunter liegen, bekommen bis zu 8 Prozent weniger Geld für ihre Arbeit.

Die Erklärung besteht darin, dass die meisten der untersuchten Frauen im Dienstleistungsbereich tätig sind und viel Kontakt mit Kunden haben. Da kommt es natürlich auf das Aussehen an. Und es gibt wohl einen Zusammenhang zwischen der Attraktivität dieser Frauen, also ihrer schlanken Figur, und der Bewertung ihrer Leistung durch die Vorgesetzten. Die scheinen nämlich dazu zu neigen, schlanken Mitarbeiterinnen bessere Noten zu geben.

Die Nachteile, die dünne Männer hinnehmen müssen, beschränken sich vor allem auf einen speziellen Bereich der Arbeitswelt: Es handelt sich bei den Untersuchten um echte Arbeiter, also um Männer, die körperliche Arbeit leisten müssen. Dabei geht es um niedrig qualifizierte, aber körperlich anstrengende Jobs in der Produktion. Wer sich darauf bewirbt und so aussieht, als könnte er keine Lasten bewältigen, dem wird unterstellt, dass er nicht viel leisten wird. Also bekommt er die ausgeschriebene Stelle nicht, während sein „kräftiger“ Mitbewerber gerne genommen wird.

Noch eine Chance für Wonneproppen

Das berufliche Ansehen des Dicken hat sich gewandelt. Erst seit den letzten Jahrzehnten gelten Dicke als weniger attraktiv und leistungsfähig. Schlanke, stromlinienförmige Erfolgsmenschen haben überall die Ruder übernommen.

Schauen Sie sich die Führungsriegen deutscher Unternehmen an. Überall herrscht Uniformität. Wer aus der Reihe tanzt, hat schon verloren. Alle müssen gleich gut aussehen. Alle tragen die gleichen

Anzüge, alle haben die gleichen Haarschnitte, fahren die gleichen Autos, benutzen die gleichen Floskeln, die suggerieren sollen, dass sie dazugehören. Wenn solche uniformierten Erfolgskader in Gruppen auftreten, spricht man mittlerweile schon gerne von „Pinguintreffen".

Der erste optische Eindruck ist entscheidend, eine zweite Chance bekommt man nicht. Man muss gut aussehen – oder man fällt durch das Sieb. Manche gehen sogar schon so weit, dass sie sich für diesen entscheidenden ersten Eindruck unters Messer legen. Jede siebte Schönheitsoperation wird mittlerweile bei männlichen Patienten vorgenommen. Immer mehr Erwachsene lassen sich Zahnspangen verpassen – obwohl ihre Kiefer längst ausgewachsen sind. Sie hoffen, dennoch, leichte Fehlstellungen zu korrigieren, die ihren guten Eindruck verschlechtern könnten.

Sie tun das nicht, weil sie überkandidelt sind – der Attraktivitätswahn ist eine reale Hürde, die Menschen in ihrem Fortkommen behindert. Professor Mahena Stief für Wirtschaftspsychologie von der Münchner Ludwig-Maximilians-Universität stellte fest, dass es eine durchgängige feste Überzeugung gibt, attraktive Menschen seien intelligenter und verfügten über eine höhere Sozialkompetenz. Wer will da zurückstehen, wenn es so einfach ist, Erfolge im Beruf einzufahren?

Einen schwachen Trost gibt es für die, die den gängigen Idealen nicht genügen – also vor allem für die Dicken, denn die stellen die große Mehrheit der Verschmähten. Viele internationale Konzerne wissen, dass ihnen die intuitive Auswahl von Bewerbern über die Optik nicht unbedingt die kompetenten Mitarbeiter ins Haus bringt, die sie dringend brauchen. So nutzte der US-Computerhersteller Dell für die Belegschaft seines Zentrums Halle/Leipzig ein Online-Auswahlverfahren. Dieses Verfahren funktioniert nach einem Diversitysystem. Geschlecht und Alter der Bewerber spielten keine Rolle. Es wurden bei der Auswahl auch keine Fotos verwendet. Wichtig waren nur die Informationen über den Bewerber, die ihn für die jeweilige Stelle tatsächlich qualifizierten. Unter 10.000 Bewerbern wurden 500 zum Gespräch eingeladen. Davon wurden 400 genommen.

Resultat der Aktion: Alle Leute bekamen ihre Chance – und nutzten sie auch. So kamen einige Langzeitarbeitslose wieder in eine feste Anstellung. Dell war zufrieden.

Und noch eine Einschränkung: „Das Aussehen ist in konjunkturell guten Phasen zweitrangig und in Zeiten demographischen Wandels gibt es einfach weniger Bewerber“, wird Dr. Sylvia Knecht, Pressesprecherin der DIS AG, eines großen Personaldienstleisters, in der FAZ vom 18. 08. 2007 zitiert.

Vor wenigen Jahrzehnten galt ein beträchtlicher Körperumfang als ein Zeichen von Wohlstand und Erfolg. Heute sind die meisten mächtigen Menschen drahtig und schlank. US-Präsident Obama ist ein gutes Beispiel – auch der sportliche Putin gilt als extrem durchsetzungsfähig und wendig. Unsere letzten Bundespräsidenten waren meist schlanke Männer: Carstens, Weizsäcker, Rau, Köhler, Wulff – auch Gauck ist nicht dick. Die Bundeskanzlerin Angela Merkel hatte Normalgewicht, als sie ins Amt kam, danach hat der Stress ihr zusätzliche Kilos beschert, die sie aber wieder abgebaut hat.

Früher waren die Politiker häufiger dick – und das war in den Augen ihrer Wähler gut so. Ludwig Erhard, der Wirtschaftsminister des deutschen Wirtschaftswunders und spätere Kanzler, verwies stolz auf seinen Bauch als Zeichen des Wohlstandes und seiner politischen Kraft. Dicke Männer galten als attraktiv und stabil. Der wohlbeleibte Winston Churchill behauptete, er sei so alt geworden, weil er keinen Sport getrieben habe („No sports!“) – auch wenn das heute kaum noch jemand versteht.

Das hatte damit zu tun, dass es bis weit in die Mitte des 20. Jahrhunderts für die breite Masse schwierig war, sich gute Nahrung ohne großen Aufwand zu besorgen. Essen war teuer. Deshalb galten Menschen, die offensichtlich gut und mit Genuss aßen, als durchsetzungsfähig, intelligent, geschickt und sozial arriviert.

Das hat sich grundlegend geändert. Nahrungsmittel wurden in den Industriestaaten im Verhältnis zum Durchschnittsgehalt immer billiger und einfacher verfügbar. Deshalb stand ihre Beschaffung irgendwann nicht mehr im Mittelpunkt des menschlichen Strebens. Also veränderte sich auch das Attraktivitätsmuster. Dicke Männer waren nicht mehr die Symbolfiguren des Erfolges. Damit begann die ästhetische Revolution. Schlankheit war plötzlich gefragt. Schön und erfolgreich war der, der die neuen Ideale verkörperte – Beweglichkeit, Dynamik, Askese.

Es gibt heute kaum noch wohlgenährte Wonneproppen in den Führungsetagen deutscher Unternehmen. Die wichtigen Männer und Frauen in der Wirtschaft sind schlank und rank. Sie suggerieren, dass sie regelmäßig trainieren und sich kontrolliert ernähren. Die heute Erfolgreichen sind schlank, beweglich und reagieren schnell. Es gilt: Nur wer sich selbst bewegt, kann andere bewegen.

Das heißt auf der anderen Seite, dass die Dicken außen vor bleiben müssen. Natürlich gibt es Bestrebungen, dagegen vorzugehen. Aber auch der Vorschlag von Arbeitsrechtlern, Bewerbungsunterlagen mit Fotos zu untersagen, greift nicht. Die Personaler würden einen Dicken zwar zum Gespräch einbestellen, weil sie nicht wüssten, dass er dick ist. Aber beim ersten Kontakt würden sie ihren „Irrtum" erkennen und schnellstens revidieren.

Es bleibt zu hoffen, dass mehr Unternehmen dem Beispiel von Dell folgen und – auch zu ihrem eigenen Vorteil – vermehrt Menschen unabhängig von ihrem Körpergewicht einstellten. Eine Sensibilität für die Benachteiligung von Dicken bei Einstellungen scheint auch vorhanden zu sein. Aber wie die Entwicklung sein wird, kann niemand voraussagen.

Wie Übergewicht die Geldbörsen sprengt

Misery loves company, sagt ein Sprichwort. Ein Unglück kommt selten allein.

Welche gesundheitlichen, sozialen und beruflichen Schäden durch Fettleibigkeit entstehen, haben Sie bereits erfahren. Aber es bleibt nicht bei diesen Beeinträchtigungen. Das Dicksein hat auch eine materielle Seite: Es geht ins Geld!

Herr Schulze ist ein Patient von mir – kein spektakulärer Fall, aber die Pfunde, die er mit sich herumschleppt, fallen ins Gewicht. Er ist 45 Jahre alt, 1,76 Meter groß und wiegt 120 Kilo. Damit gehört er zu den 20 Prozent der Deutschen, die an Adipositas leiden. Er hat einen BMI von 38,7. Das heißt, Herr Schulze ist schon mitten in der Risikogruppe angekommen. Adipositas beginnt bei einem BMI von 30.

Herr Schulze ist Standesbeamter. Er liebt seine Arbeit, er mag den Umgang mit glücklichen Menschen, die feierliche Zeremonie der amtlichen Trauung, das Gefühl, etwas rundherum Gutes zu tun. Allerdings übt er seine Tätigkeit kaum noch aus. Die meiste Zeit ist Michael Schulze nämlich krankgeschrieben. Standesbeamte verbringen zwar viel Zeit am Schreibtisch, aber sie müssen auch stehen, sich bewegen, die Menschen, die sie verheiraten, und deren Trauzeugen begrüßen. Freundlich, formvollendet. Doch Herr Schulze bewegt sich auf diesem Parkett immer unsicherer, schwerfälliger.

Schuld daran sind seine 120 Kilo. Die Gelenke machen das nicht lange mit. Bei Herrn Schulze waren es die Sprunggelenke. Jeder Schritt wurde ihm zur Qual. Also ging er zu einem orthopädischen Schuhmacher und ließ sich spezielle Schuhe für schwergewichtige Menschen anfertigen. Er hoffte, damit endlich besser stehen und gehen zu können und auf die Eheleute, die er traute, einen besseren Eindruck zu machen.

Diese Spezialanfertigungen sind nicht gerade elegant. Eher klobig und unförmig. Das ist aber nicht das Hauptproblem. Solche Sonderanfertigungen kosten richtig Geld – ein paar Hundert Euro sind da schnell weg. Und wer den günstigeren Weg gehen will und sich spezielle Schuhe für Dicke im Sortiment kauft, ist nicht viel besser dran.

Die Preise sind auch dort weit höher als bei normalen Modellen. Hinzu kommt, dass viele Übergewichtige ihre Füße und die Fußgelenke jahrelang strapaziert haben, bevor sie überhaupt versuchen, sich durch medizinische Schuhe Erleichterung zu verschaffen. Ihre Füße leiden also bereits unter gewichtsbedingten Deformierungen, die dann nur noch mithilfe von Sonderanfertigungen zu ertragen sind.

Herr Schulze ist aber mit diesem schwerfälligen Schuhwerk noch nicht aus dem Schneider. Als Standesbeamter muss er besonders auf sein Äußeres achten. Da die sackähnlichen Übergrößen von der Stange aus Dicken keine Leute machen, zahlt er auch hier drauf. Er kauft sich schon lange Anzüge, Pullover, Hemden, Westen usw., die auf seinen besonderen Körperbau hin maßgearbeitet sind. Selbst für einen ganz ordentlich verdienenden Beamten entstehen da schnell Kosten, die kaum noch zu bewältigen sind. Es sei denn, mit dem Budget wird sonst gut gewirtschaftet.

Alles extra

Allerdings gibt es in Herrn Schulzes Budget kaum Posten, an denen noch zu sparen wäre. Bei den Lebensmitteln etwa? Schweigen wir lieber davon.

Und bei den Haushaltskosten? Fehlanzeige. Auch dort gibt es nirgendwo Sparpotenzial. Im Gegenteil. Das Badezimmer musste kürzlich sogar umgebaut werden. Der Hausherr kam nicht mehr in die Badewanne: Sie war zu schmal und zu tief. Und wenn er mal drinsaß, kam er ohne fremde Hilfe nicht mehr raus. Und Herr Schulze hat keine fremde Hilfe, schon gar nicht in seinem Badezimmer. Die Duschkabine war auch zu klein geworden für den Mann mit dem massigen Körper. Der Standesbeamte konnte sich darin kaum noch drehen, geschweige denn entspannt duschen. Also mussten Duschkabine und Wanne größer werden. Was so etwas kostet, weiß jeder Hausbesitzer.

Und dann gibt es da immer wieder Zwischenfälle, die Herrn Schulze die Grenzen der Belastbarkeit seiner Umwelt aufzeigen. Ganz unverblümt: Er hatte an seinem Geburtstag seine Abteilung zum Grillen geladen. Alles lief gut – obwohl einige seiner Kollegen nicht mehr ganz so gut zu sprechen sind auf ihn. Schließlich müssen sie seit Jahren seinetwegen Überstunden machen, wenn er wieder mal wegen einer seiner zahlreichen Malaisen krankgeschrieben ist. Aber beim Bier und bei den vorzüglichen Grillsteaks war der Unmut darüber bald vergessen. Die Stimmung wurde ausgelassen. Der Gastgeber hatte gerade neue Steaks aus dem Kühlschrank geholt, auf den Rost gelegt und wollte sich – etwas außer Atem – kurz hinsetzen, um auszuruhen. Da geschah es.

Der weiße Gartenstuhl aus Plastik begann erst langsam unter seinem Gewicht nachzugeben, dann gab es einen Knall – und mein Patient befand sich plötzlich auf dem Boden. Er erzählte mir sichtlich geknickt von seinem eigenen Schrecken und dem der umstehenden Gäste, die sich gleichzeitig eine gewisse Belustigung nicht verkneifen konnten. Leider kam mein Patient allein auch nicht wieder hoch. Zwei seiner Kollegen stellten ihn mit vereinten Kräften wieder auf die Beine. Damit war für den Gastgeber das Grillfest gelaufen. Am nächsten Tag fuhr er in den Baumarkt und fragte nach stabileren Gartenmöbeln. Der Verkäufer schaute ihn abschätzig an und sagte: „Da müssen Sie in ein Spezialgeschäft. Das wird aber teuer."

Herr Schulze hat nicht erst seit diesem peinlichen Vorfall chronische Rückenschmerzen – wie fast alle Dicken. Nachts schläft er deshalb nicht gut. In einem Sanitätsgeschäft empfahl man ihm eine spezielle Gesundheitsmatratze für Dicke. Die kostet bereits in einer kleinen Größe schon locker 800 Euro. In der Größe, die Herr Schulze braucht, werden das leicht 1500 Euro. Allein für die Matratze. Bei Adipositas-Patienten ist es oft notwendig, medizinische Matratzen nach den individuellen Bedürfnissen herstellen zu lassen. Da landet man ganz schnell in noch höheren Preisklassen.

Spezialfirmen bieten mittlerweile Matratzen für bis zu 300 Kilo schwere Patienten an – Abnehmer dafür sind meist Kliniken und Pflegeheime. Aber die Sonderanfertigung geht bereits in Serie, weil auch von Privatpersonen solche Supermatratzen immer öfter verlangt werden. Auch spezielle Dekubitusmatratzen sind gefragt. Sie verhindern, dass die Übergewichtigen sich wundliegen. Bei diesen

Produkten wird Polyätherschaum verwendet, der Feuchtigkeit besser verträgt als normale Werkstoffe. Da Dicke mehr schwitzen als Schlanke, würde der Schweiß eine herkömmliche Matratze massiv angreifen und ihren Kern zerstören.

Diese Spezialmatratzen bestehen aus zwei Lagen und sind deshalb etwa doppelt so hoch wie normale Produkte. Die obere Lage ist weich und sorgt für bequemes Liegen, die untere Lage hingegen ist sehr hart und stabilisiert in der Nacht die bei Dicken besonders beanspruchte Wirbelsäule. Das hat weniger mit Komfort zu tun als damit, dass der Körper des Dicken optimal in die Matratze einsinken können muss. Ist der Widerstand zu groß, werden Blutgefäße abgeklemmt und es entstehen Druckgeschwüre.

Wenn Herr Schulze nicht im Bett liegt, muss er sitzen. Weil das Stehen seinem Rücken Probleme bereitet. Also hat er sich einen speziellen Arbeitsstuhl gekauft. Solche sogenannten XXL-Stühle sind nach ergonomischen Gesichtspunkten für schwergewichtige Menschen konzipiert. Dicke mit bis zu 200 Kilo Gewicht können darauf einigermaßen bequem sitzen und sogar arbeiten. Solche Stühle müssen so gearbeitet sein, dass selbst 200 Kilo das Material nicht ermüden. Tragende Teile und die Polsterung sind besonders robust.

Solche Extras haben ihren Preis: Ein XXL-Stuhl kostet locker 1200–1300 Euro. Gut, Herr Schulze braucht nur einen dieser Spezialstühle. Aber dennoch sind das enorme Zusatzausgaben. Nur für das Mobiliar.

Natürlich kann unser Herr Schulze nicht unentwegt zu Hause sitzen oder liegen. Er möchte auch mal rauskommen – und sei es nur aufs Standesamt, wo er ja noch ab und zu tätig ist, wenn er nicht gerade wieder wegen Gelenkschmerzen oder Bandscheibenproblemen krankgeschrieben ist. Deshalb hat Herr Schulze ein Auto. Individualverkehr ist für ihn bequemer als Bus- oder Bahnfahrten. Natürlich ein hochklassiges Modell, das auch seinen entsprechenden Preis hat. Er würde sich ja gerne mit einem billigen Kleinwagen begnügen. Aber es geht nicht. Seine 120 Kilo machen ihm auch da einen Strich durch die Rechnung: Ein solcher Wagen ist zu tief, der Abstand zwischen Lenkrad und Rückenlehne zu gering, der Bauch von Herrn Schulze behindert ihn beim Fahren.

Ein Dicker braucht ein großzügig ausgelegtes Fahrzeug mit genügend Beinfreiheit und einer gewissen Höhe – sonst kann er weder ein- noch aussteigen. Auch aus diesem Grund hat Daimler einmal die A-Klasse entwickelt, die seither unzählige Male von anderen Herstellern kopiert wurde: Man wollte in der Mittelklasse einen Wagen anbieten, der so hoch und damit so bequem wie eines der teuren Oberklassefahrzeuge ist. Die Rechnung ging auf – die A-Klasse wurde ein Hit, nicht zuletzt, weil es genügend Dicke gibt, die sich nach einem solchen Fahrzeug gesehnt haben und deshalb bereit sind, den ansehnlichen Kaufpreis zu bezahlen.

Bei Daimler ist man überhaupt sehr rührig, wenn es um übergewichtige Fahrer geht. So hat der Autokonzern einen speziellen „Obesity Suit" entwickelt, einen Fettleibigkeitsanzug. Wer in diesen Anzug schlüpft, ist auf einen Schlag dick. Die Behinderung durch das zusätzliche Fett wird physikalisch wirklichkeitsgetreu simuliert. Das hilft den Testern und Entwicklern, sich in die Rolle ihrer dicken Kunden zu versetzen. Allerdings geht es bei diesem Trick vornehmlich um Lkw-Fahrer, die einen hohen Anteil von Übergewichtigen in ihren Reihen haben. Die dicken Fahrer schaffen es nur unter Mühen, in das sehr hoch gelegene Führerhaus ihres Fahrzeugs zu kommen, und sie haben nicht genügend Platz hinterm Steuerrad. Insgesamt soll die Bedienung der schweren Lkws auf die körperlichen Bedingungen der Mehrheit der Kunden ausgerichtet werden, und das sind eben Dicke.

Nun fährt Herr Schulze keinen Sattelschlepper. Aber der Aufwand, den Daimler betreibt, um den Bedürfnissen der Dicken gerecht zu werden, zeigt, welche gewichtige Rolle sie im wirtschaftlichen Kalkül des Konzerns spielen.

Das sind nur die ganz alltäglichen Dinge, die dicke Menschen mehr Geld kosten. Es kommen noch viele andere hinzu. Vor allem jedoch die häufigen Erkrankungen. Sie erinnern sich: Bluthochdruck, Diabetes, Gelenkverschleiß … Die Fettleibigkeit hat enorme gesundheitliche Konsequenzen. Elisabeth Steinhagen-Thiessen, Professorin für Altersmedizin, Stoffwechsel und Ernährungsmedizin an der Berliner Charité, hat diese Krankheitsrisiken erforscht: 57 Prozent der Übergewichtigen sind zuckerkrank, 30 Prozent haben

Gallenblasenerkrankungen, 17 Prozent einen zu hohen Blutdruck und ebenso viele leiden an Herz-Kreislauf-Erkrankungen.

Diese Erkrankungen, insbesondere wenn sie chronisch werden, gehen ebenfalls für die Erkrankten ins Geld. Sie brauchen mehr Medikamente – müssen also mehr zuzahlen. Sie kommen öfter ambulant und stationär ins Krankenhaus und werden an den Behandlungs- und Stationskosten beteiligt.

Bei Herrn Schulze haben wir eine weitere Komponente der persönlichen Kostenexplosion durch Übergewicht bereits gestreift. Weil er häufig krank ist, kann er oft nicht zur Arbeit gehen. Zwar gibt es zum Glück noch genug Kollegen, die seine Aufgaben im Standesamt übernehmen. Es werden in diesem Land also keine Liebenden in wilder Ehe leben müssen, weil ein übergewichtiger Standesbeamter nicht trauen kann. Aber es zeichnet sich bereits ab, dass Herr Schulze früh verrentet werden muss. Der Arbeitgeber will sein häufiges Fehlen nicht mehr hinnehmen, und er selbst weiß, dass er, wenn er weiter zunimmt, bald den Dienst im Amt nicht mehr wird verrichten können. Nun ist er Beamter, und diese Berufsgruppe ist besonders geschützt – dennoch werden durch die Frühverrentung finanzielle Nachteile auf ihn zukommen. Nachteile, die einen Arbeitnehmer, der nicht im Staatsdienst steht, durchaus in die Altersarmut stürzen können.

Am Rande des Zusammenbruchs

Herr Schulze zahlt also für sein Übergewicht. Und zwar beträchtlich. Aber er bezahlt es nicht allein. Das hätte ihn längst ruiniert. Den Löwenanteil seiner Gewichtskosten zahlt jemand anderes, nämlich das Gesundheitssystem, sprich die Beitragszahler. Die Dicken kosten die Allgemeinheit richtig viel Geld.

Da Dicke sich mit einer ganzen Palette an Krankheiten herumschlagen müssen – und wesentlich häufiger als Schlanke –, schlagen sie auch mit den Kosten über die Stränge. Zum Beispiel Bluthochdruck. Es gibt eine Faustformel: Pro Kilo an zugenommenem Gewicht steigt der Blutdruck, der in Millimeter-Quecksilbersäule (mmHg) gemessen wird, um eine Maßeinheit.

Das hört sich erst einmal nicht sehr spektakulär an, wenn man von einem Normaldruck von 120 zu 80 ausgeht. Bei fünf Kilo würde das dann heißen: 125 zu 85. Die Grenze, bei der der Arzt eine Gefahr für seinen Patienten sieht und von Bluthochdruck spricht, liegt bei 140 zu 90. Da scheint also nach oben noch viel Luft zu sein. Aber 120 zu 80 ist ein guter Wert. Den haben normalerweise nur gesunde, schlanke Menschen. Wer schon ein paar Kilo mehr auf den Rippen hat, Alkohol trinkt und raucht, viel Stress hat und sonst wenig auf seine Gesundheit achtet, der steigt höher in der Skala ein. Sagen wir bei 135 zu 85. Und wenn der zehn Kilo drauflegt, was schnell passiert, ist er schon bei 145 zu 95. Da läuten in manchen Arztpraxen die Alarmglocken. Zu Recht – denn erhöhter und hoher Blutdruck lassen das Risiko für Herzinfarkt und Schlaganfall steigen.

Der Bluthochdruck sucht sich dort ein „Ventil", wo das Blutgefäßsystem am fragilsten ist, im Gehirn. Dort platzt dann eine kleine Ader – und schon haben wir den Super-GAU. Natürlich sind auch andere Organe gefährdet. Der permanente Überdruck schädigt auch sie.

Der Arzt verschreibt dann Medikamente. Blutdrucksenker wie zum Beispiel ACE-Hemmer oder Kalziumantagonisten. Der Patient muss diese Medikamente über lange Zeiträume nehmen, oft sein ganzes Leben lang. Bluthochdruck kann man nicht einfach zur Kenntnis nehmen, er muss behandelt werden. Das geht ins Geld. Nur muss diesmal nicht der Dicke allein bezahlen. Es bezahlen die Beitragszahler, also die meisten von uns. Wer dick ist, wiegt viel. Das zusätzliche Gewicht muss ein Körper tragen, der eigentlich dafür nicht ausgelegt ist. Die statischen Schwachpunkte, also die Teile des Körpers, die die Hauptlasten bewältigen müssen, verschleißen schneller als bei Normalgewichtigen. Deshalb leiden Übergewichtige so häufig unter Gelenkerkrankungen. Die nicht nur die Mobilität einschränken, sondern auch Schmerzen verursachen. Dauerhaft, nicht nur bei Bewegungen. Dann müssen Schmerztabletten her, die von den Betroffenen oft in erheblicher Menge konsumiert werden. Sie kosten natürlich auch viel Geld – vor allem wenn sie über lange Jahre regelmäßig genommen werden und womöglich wegen des Überkonsums noch Folgeschäden verursachen.

Wenn nichts mehr geht, kommt das künstliche Gelenk. Früher war so etwas eine Sensation: ein künstliches Gelenk, ein Wunder der Medizin. Die Operation war mit enormen Risiken verbunden. Nur spezialisierte Unikliniken haben sich da rangetraut. Heute macht das jede Wald-und-Wiesen-Klinik. Künstliche Knie- oder Hüftgelenke sind zum Chirurgenalltag geworden. In der Orthopädie ist die Hüftgelenksoperation bereits der häufigste chirurgische Eingriff. Die Kassen beklagen, dass es einen Mechanismus gibt: Wenn dein Gelenk Probleme macht, setzen wir dir eben ein neues Gelenk ein. Kaum jemand lehnt da ab. Wenn es auch so einfach ist.

Ist es aber keinesfalls. Eine Gelenkoperation ist eine hoch komplizierte Angelegenheit. Und eine sehr blutige. Ich musste als Student einmal an einer solchen Operation teilnehmen – das Erlebnis hat mich ein für alle Mal von dem Wunsch geheilt, Chirurg zu werden.

Künstliche Gelenke sind nicht nur enorm teuer (wie natürlich auch ihre Implantation). Sie sind auch störungsanfällig. Dann muss das zweite künstliche Gelenk her. Also die nächste Operation. Mit langer Rekonvaleszenz. Und allem Drum und Dran.

Eine weitere typische Erkrankung, die bei Dicken auftritt, bittet ebenfalls zur Kasse: Gallensteine. Die Gallenblase sammelt die Gallenflüssigkeit, die für den Umbau der Fettmoleküle zuständig ist und damit die Verdauung des Fettes erst ermöglicht. Wenn die Zusammensetzung der Gallenflüssigkeit sich verändert, bilden sich Kristalle – sogenannte Gallensteine. Unter Umständen eine sehr schmerzhafte Angelegenheit. Also müssen auch wieder Medikamente her. Und wenn es schlimm wird, muss die Gallenblase raus. Eine Operation, die zwar heute oft minimalinvasiv durchgeführt wird, aber dennoch Kosten verursacht. Im OP-Saal ebenso wie auf der Station.

Da Fettleibigkeit oft die Ursache oder eine der Ursachen von Diabetes ist, wird auch hier extra abgerechnet. Dagegen sollen Langzeitmedikamente helfen, und wenn es gar nicht mehr anders geht, muss Insulin gespritzt werden. Der Zuckerkranke benötigt dann Blutzuckerteststreifen, um seinen Blutzucker zu bestimmen. Kosten über Kosten.

Bluthochdruck geht mit Diabetes meistens Hand in Hand. Beides zusammen ist dann ursächlich für einen möglichen Herzinfarkt. Es können sich Blutgerinnsel bilden, die das Blutgefäß verstopfen. Wenn am Herzen durch Verstopfung die Sauerstoffzufuhr abgeschnitten wird, haben wir einen akuten Herzinfarkt. Wenn das gleiche Szenario im Gehirn auftritt, haben wir einen Schlaganfall.

Sowohl das eine als auch das andere erfordert einen medizinischen Notfalleinsatz. Es geht um Leben und Tod. Innerhalb weniger Minuten entscheidet sich, ob der Patient überlebt, ob er ein schwerbehinderter Dauerpatient bleibt oder ob er eine Chance auf Genesung hat. Das sind dramatische Momente, in denen die Medizin alles in Stellung bringt, was sie kann und hat.

Natürlich ist es in einer hochzivilisierten Gesellschaft ein Gebot der Menschlichkeit, dass bei einem solchen Notfall nicht nach den Kosten gefragt wird. Es wird eben alles getan, um den Schlaganfall- oder Herzinfarktpatienten zu retten und ihn so zu retten, dass sein Weiterleben lebenswert ist. Dennoch sollte man diese Dimension nicht verschweigen. Die Notfallmedizin kostet sehr viel Geld. Geld, das wir uns leisten müssen. Jeder von uns kann in jedem Moment Opfer eines schweren Unfalls werden – und dann muss ihm mit allen Mitteln geholfen werden, selbst wenn das Unsummen verschlingt.

Die Kosten eines Rettungswageneinsatzes sind gering verglichen mit einem Hubschrauberflug – doch auch das muss manchmal sein, wenn es nicht mehr um Minuten, sondern um Sekunden geht. Die deutschen Krankenkassen zahlen für einen Einsatz eines Rettungshubschraubers durchschnittlich 1124 Euro. Es gibt jedoch auch Einsätze, die bis zu 5000 Euro pro Flug kosten, wie man erfährt, wenn wieder einmal vor Gericht um die Kostenübernahme gestritten wird. Der Einsatz eines Notarztwagens schlägt mit 672 Euro zu Buche.

Übrigens: Normale Rettungshubschrauber starten nicht mehr, wenn ein Patient mehr als 140 Kilo wiegt. Die üblichen Krankentragen sind nur bis etwa 160 Kilo belastbar, bei einem höheren Gewicht sind sie nicht mehr kippsicher. Das heißt: Das Rettungswesen muss massiv aufrüsten, wenn es den Dicken gerecht werden will.

Die Rettungsaktion ist aber nur der Anfang. Herzinfarkte bzw. Schlaganfälle müssen langwierig behandelt werden. Der Patient kommt zunächst auf die Intensivstation, wo alles getan wird, um sein Leben zu retten. Dort bleibt er im besten Fall auch noch eine Weile, denn die Ärzte müssen sich sicher sein, dass der Zustand des Kranken einigermaßen stabil ist und kein zweiter Schlaganfall oder Infarkt droht. Ein Tag auf der Intensivstation wird durchschnittlich mit 1800 Euro veranschlagt. Und was kommt dann?

Die Rehabilitation. Meist über lange Wochen in einer speziellen Einrichtung. Also stationär. Dort kommen dann auch Krankengymnasten und Ergotherapeuten zum Einsatz; auch die wollen bezahlt werden. Schlaganfall- und Infarktpatienten müssen vieles wieder neu lernen, um ihr normales Leben zu bewältigen. Und das ist besonders schwierig, wenn man sowieso schon Übergewicht hat.

Auch wenn der Patient nicht mit Hubschrauber oder Rettungswagen ins Krankenhaus kommt, schafft sein Gewicht Probleme. Ich hatte Ihnen bereits geschildert, dass manche Patienten zu dick für die Computertomografie sind – sie passen nicht in die Röhre. Infolgedessen können die Ärzte keine genaue Diagnose stellen. Ich weiß von einem besonders tragischen Fall. Ein Patient von mir, gerade mal Mitte 30, aber 150 Kilo schwer, bekam hohes Fieber. Er wurde ins Krankenhaus geschafft. Die Ärzte konnten ihn jedoch nicht in die CT-Röhre schieben, weil er zu dick war. Dadurch konnte keine präzise computergestützte Diagnose gestellt werden. Die Ärzte versuchten alles – aber der Patient starb.

Auch einfachere Diagnosemethoden sind bei fettleibigen Patienten extrem schwierig. Eine Blutentnahme ist oft schwierig, weil die Adern im Fettgewebe schlecht zu ertasten sind. Ultraschalluntersuchungen der inneren Organe scheitern bei zu viel Bauchfett.

Mittlerweile werden übergroße Röhren für Adipositas-Patienten angeboten – die natürlich viel teurer sind als normale CT-Geräte. Es gibt auch spezielle OP-Managements für XXL-Patienten. Diese sorgen dafür, dass die Kliniken besonders stabile OP-Tische bekommen mit extrabreiten Beinhalterungen und Gurten.

Für das Pflegepersonal ist der Umgang mit schwergewichtigen Patienten eine besondere Belastung. Es ist schon anstrengend genug, Kranke, die sich nicht selbst helfen können, zu heben und zu bewegen. Aber bei Adipositas-Patienten stößt selbst erfahrenes Personal an seine Grenzen. Wenn ein Patient in einer hilflosen Lage ist, muss meist ein zweiter Pfleger dazukommen. Ich weiß durch meine Frau, die früher Krankenschwester war, von einem Fall, bei dem eine 60-jährige

Adipositas-Patientin in der Nacht stürzte. Meine Frau schaffte es nicht, ihr wieder auf die Beine zu helfen, und rief die Kollegin von der Nachbarstation. Die hat sich bei der Hilfsaktion eine Blockade in der Wirbelsäule zugezogen. Für die Patientin war das natürlich extrem peinlich.

Operationen von Schwergewichtigen schlagen ebenfalls gesondert zu Buche. Nicht nur der Tisch muss anders ausgelegt sein, es werden auch größere Klammern und Instrumente mit extralangen Griffen gebraucht. Das führt dann bei den Chirurgen zu Irritationen, weil sie mehr oder weniger Kraft aufwenden müssen als bei gewöhnlichen Operationen.

Alle diese Maßnahmen verursachen Mehrkosten für das Gesundheitssystem – nicht nur durch die neu ausgelegte Technik, sondern auch durch die längere Verweildauer der Patienten in den Kliniken. Fettleibigkeit geht nämlich oft einher mit einer schlechten Wundheilung. In „Die Welt" vom 22. 03. 2007 verweist der Urologe Dr. Axel Raible darauf, dass bei 50 Prozent aller dicken OP-Patienten die Wundheilung gestört sei. Grund dafür sei die schlechte Durchblutung des Fettgewebes im Bauchraum.

Mittlerweile werden in manchen Kliniken schon OP-Tische für Patienten mit bis zu 250 Kilo bereitgehalten. Für den Transport der Kranken gibt es extrabreite Rollstühle und Hebegeräte. Zudem müssen die Pflegekräfte spezielle Kurse absolvieren, in denen man ihnen beibringt, wie sie schwergewichtige Menschen rückenschonend betten. Rückenschonend für die Pflegenden.

Verfügt eine Klinik nicht über die notwendigen Gerätschaften, muss sie diese bei Medizintechnik-Anbietern leasen, natürlich zu erheblichen Mietkosten. Ein Spezialrollstuhl, der 320 Kilo aushält, kostet das Zehnfache eines normalen Rollstuhls, wie Stefan Dreising, Sprecher des Universitätsklinikums Jena, mitteilt, wo man besondere Erfahrungen mit schwer Übergewichtigen gesammelt hat. Das Krankenhaus im nahe gelegenen Apolda hat 50.000 Euro in die adipositasgerechte Ausrüstung stecken müssen, um den Ansturm an übergewichtigen Patienten zu bewältigen – und das ist erst der Anfang.

Die Krankheitskostenstudie von Professor Hans Hauner und Klaus-Peter Knoll weist allein für das Jahr 2003 in Deutschland Kosten von 85,71 Millionen Euro für Adipositas-Behandlungen aus. Die

Begleiterkrankungen kosten schon 11,3 Milliarden Euro. Die indirekten Kosten aus Fehltagen und anderen Produktivitätseinbußen belaufen sich auf 1,4–1,6 Milliarden Euro. Wohlgemerkt: Milliarden! Die Deutsche Adipositas-Gesellschaft (DAG) hat ausgerechnet, dass das, auf die nationale Produktivität bezogen, einen Verlust von 500.000 Erwerbsjahren ausmacht.

Die Kostenexplosion in diesem Bereich ist besonders hoch. Kein Wunder, es kommen auch jährlich immer mehr kranke Dicke dazu. Es gibt bereits ernst zu nehmende Warnungen: Adipositas könnte das deutsche Gesundheitssystem ins Wanken bringen. Wenn deren Kosten auf lange Sicht die Krankenkassenbeiträge der Versicherten übersteigen, tritt der Kollaps ein. Bei einer steigenden Zahl der Patienten mit krankhaftem Übergewicht muss das System gegensteuern. Entweder erhöhen sich die Beiträge, was irgendwann an seine Grenzen stößt, denn die Menschen können ja nicht nur arbeiten, um das Gesundheitssystem zu finanzieren. Oder aber die Kassen zahlen immer weniger Leistung, was auch niemand ernsthaft wollen kann. Dann hätten wir Verhältnisse wie im amerikanischen Gesundheitssystem, in dem schwere Erkrankungen Patienten in den Ruin treiben, weil sie die Behandlung aus eigener Tasche bezahlen müssen.

Die DAG, eine Vereinigung von Medizinern, bei der ich auch seit Jahren Mitglied bin, schlägt geeignetere Maßnahmen vor. So sollen die Patienten einen Anreiz erhalten abzunehmen. Bei einer erfolgreichen Diät könnten die Krankenkassenbeiträge gesenkt oder Prämien für die aktive Vorbeugung ausbezahlt werden.

Darf's ein bisschen mehr sein?

Die Zukunft sieht für Herrn Schulze nicht gerade rosig aus. Er ist immer öfter krank, er hat immer mehr Fehltage. Irgendwann wird er frühverrentet – damit wird auch das Geld, das ihm zur Verfügung steht, knapper. Aber die Kosten, die er persönlich für sein Übergewicht stemmen muss, werden nicht weniger. Im Gegenteil: Sie nehmen ständig zu. Wie auch Herr Schulze ständig zunehmen wird, wenn er nichts dagegen unternimmt.

Nach Angaben des Statistischen Bundesamtes hat sich das Durchschnittsgewicht der Deutschen in den Jahren 1999–2009 um rund zwei Kilo erhöht. Aber der einzelne Erwachsene wird auch mit steigendem Alter immer schwerer. Ein Europäer bzw. ein Amerikaner nimmt im Durchschnitt ein Kilo im Jahr zu.

Ich frage in meinen Vorträgen die Leute manchmal nach ihrer Meinung dazu. Sie finden das meist auf den ersten Blick nicht so schlimm. „Und wie ist es, wenn Sie in 20 Jahren 20 Kilo zugenommen haben", frage ich dann. „Aus 85 werden 105 Kilo. Aus 95 gar 115." Da schaue ich in sehr nachdenkliche Gesichter.

Herr Schulze ist jetzt 45 Jahre alt und wiegt 120 Kilo. Wenn er nicht gegensteuert, wird er mit 55 schon 130 Kilo haben, mit 65 sind es dann 140 Kilo. Die Probleme werden drängender, denn 20 Kilo mehr bedeuten auch höhere Kosten. Patienten mit einem BMI über 35 verursachen Ausgaben von durchschnittlich 2600 Euro im Jahr, wie laut FAZ vom 20. 09. 2006 die Langzeituntersuchung einer Augsburger Forschergruppe feststellte. Ein Normalgewichtiger kostet die Kasse nur 850 Euro.

Und Herr Schulze gehört ja schon zu dieser Gruppe der Adipositas-Erkrankten. Damit ist nicht zu erwarten, dass er sich bei seiner persönlichen Gewichtssteigerung an die Durchschnittswerte hält – das hat er vorher auch nicht getan, sonst hätte er mit 45 Jahren nicht schon 120 Kilo und einen BMI von 38,7. Damit steigern sich auch seine privaten Kosten rasanter als im Durchschnitt. Gleichzeitig aber hat er wegen seiner Frühverrentung auf lange Sicht weniger Einkommen. Welcher private Haushalt steht das durch, ohne in Schwierigkeiten zu geraten? Das ganze Geld geht fürs Dicksein drauf.

Herr Schulze ist hier nur ein Beispielfall. Was für die Gesellschaft viel wichtiger ist: Wie sieht die Zukunft unseres Gesundheitssystems aus, wenn die Adipositas-Patienten immer mehr Geld kosten?

Die Weltgesundheitsorganisation WHO spricht bereits seit Langem von einer für die Gesellschaft bedrohlichen Steigerung der Adipositas-Erkrankungen. 2007 warnte Professor Vojtech Hainer, Europa-Präsident der IASO (International Association for the Study of Obesity) in der „Süddeutschen Zeitung" sogar vor einer „weltweiten Epidemie".

So wurde für Deutschland eine Steigerung des Anteils adipöser Männer und Frauen an der Gesamtbevölkerung in knapp 20 Jahren von 16 auf 23 Prozent festgestellt. In der Altersgruppe der 45- bis 64-Jährigen sind bereits 25 Prozent aller Männer und Frauen dick, haben also BMI-Werte von über 30. Das sind Zahlen von vor etwa 10 Jahren. Das Statistische Bundesamt hat im November 2014 die Ergebnisse der sogenannten Mikrozensus-Befragung von 2013 veröffentlicht: Danach waren 52 Prozent der erwachsenen Deutschen (62 Prozent der Männer und 43 Prozent der Frauen) übergewichtig. Professor Gabriele Doblhammer und Christina Westphal vom Rostocker Zentrum zur Erforschung des Demografischen Wandels halten bis 2030 einen Anstieg der Fettleibigen um 80 Prozent für möglich.

Damit einher geht dann auch eine Steigerung der durch Fettleibigkeit entstehenden Erkrankungen. Diese Massenerkrankungen belasten die Volkswirtschaft. Das Robert-Koch-Institut nimmt an, dass Adipositas-Erkrankungen bereits heute zwischen 3,1 und 5,5 Prozent der gesamten Gesundheitskosten aufzehren. In einem Adipositas-Forschungsbericht warnte das Innovationszentrum Technologien für Gesundheit und Ernährung an der TU Berlin im Jahr 2011 vor einer wahren Kostenlawine, die durch die Zunahme der Erkrankungen auf uns zukommen wird.

Die Berliner Forscher unterscheiden in ihrem Bericht zwischen direkten und indirekten Kosten. Die Behandlung der gängigen Erkrankungen, die durch Übergewicht hervorgerufen werden, verursachen direkte Kosten. Indirekte Kosten entstehen durch Produktivitätsverluste, also durch Fehlzeiten, Frühverrentung und die hohe Sterberate. Eine dritte Kategorie, die intangiblen Kosten, erfasst zudem noch die verminderte Lebensqualität durch Fettleibigkeit, ein Aspekt, den man auch volkswirtschaftlich nicht außer Acht lassen sollte, da die Betroffenen zum Beispiel Schmerzmittel, Psychopharmaka usw. benötigen.

In den USA betragen die direkten und indirekten Kosten der Adipositas-Erkrankungen bereits bis zu 1,34 Prozent des gesamten Bruttoinlandsproduktes von 16,8 Billionen US-Dollar. Das muss man sich mal vor Augen führen. Im Etat des US-Gesundheitswesens machen Adipositas und die Folgen 5,7 Prozent aus. Die Zahl der Arztbesuche von Adipositas-Patienten stieg in sechs Jahren um 88 Prozent, die Rate der Krankheitstage um 28 Prozent.

Wie in allen Bereichen sind die USA auch hier Vorreiter. An den Zahlen aus Übersee können Sie ablesen, was in den nächsten Jahren auf uns zukommt. Wir drohen, eine Gesellschaft von kranken Dicken zu werden, die so viel Geld kosten, dass die Solidargemeinschaft unter dieser Last zusammenbricht.

US-Berechnungen zufolge verursachen Menschen mit einem BMI über 30, also Adipositas-Betroffene, 36 Prozent mehr Gesundheitskosten als Schlanke mit einem BMI unter 25. Je älter diese Menschen werden, desto höher fallen auch ihre Gesundheitskosten aus, da sich die Adipositas-Folgen „kumulativ" entwickeln, wie es in der Berliner TU-Studie heißt. Die Folgeschäden der Fettleibigkeit steigen nicht stetig – sie explodieren.

Die DAG bezieht sich auf die Zahlen der Weltgesundheitsorganisation WHO, wenn sie einen Anstieg der jährlichen Gesamtkosten der Fettleibigkeit in Deutschland bis zum Jahr 2020 in Höhe von 25,7 Milliarden Euro ansetzt. Das wäre eine Kostensteigerung von 100 Prozent in 17 Jahren. Bei 300 Milliarden Euro Gesundheitskosten jährlich wären das dann fast zehn Prozent – allein für die Dicken.

Einer für alle, alle für einen?

Unser Gesundheitswesen basiert auf dem Gedanken der Solidargemeinschaft. Dafür haben Generationen gekämpft. Das System hat sich bewährt, denn es verhindert den Ruin ganzer Familien, wenn einer ihrer Angehörigen ernsthaft erkrankt und teure Behandlungsmethoden erforderlich sind. Schwerkranke hätten ohne die Solidargemeinschaft sterben müssen, wenn sie aus Kostengründen nicht effektiv hätten behandelt werden können.

Dieses System funktioniert eigentlich ganz einfach: Alle zahlen in den großen Topf ein, damit genug Geld da ist, wenn einer krank wird und horrende Heilkosten wie Operationen die Versorgung von chronisch Kranken usw. den Einzelnen nicht ruinieren.

Aber es funktioniert nur, wenn alle ihren Teil dazu beitragen und die Gemeinschaft nicht über Gebühr in Anspruch nehmen. Wenn eine große Gruppe von Kranken plötzlich solche Unsummen kostet, dass die Solidargemeinschaft ihren anderen Verpflichtungen nicht mehr nachkommen kann, weil bei steigender Belastung nicht mehr eingezahlt wird als früher, bricht das System zusammen. Dann ist unsere schöne Solidargemeinschaft am Ende.

Die meisten von uns bekommen bei der Geburt einen perfekten Körper geschenkt. Sie kennen sicher den Spruch: Der Körper ist das erste und das letzte Kleid, das wir tragen. Wenn man bedenkt, wie wunderbar sich die Natur oder der liebe Gott den Bauplan für den Menschen ersonnen hat, wird einem klar, was es für ein Glück ist, ein solches Meisterwerk an Präzisionsarbeit zu besitzen. Leider vergessen wir das nur allzu oft und setzen uns freiwillig Gefahren wie Zigarettenrauch, übermäßigem Alkoholgenuss, ungesundem Essen und Bewegungsarmut aus. Haben wir nicht alle uns selbst gegenüber die Verpflichtung, mit unserem Körper liebevoll und pfleglich umzugehen?

Sicher, vieles liegt nicht in unserer Hand. Sie kennen sicher auch Menschen, die sehr auf ihre Gesundheit und sich selbst geachtet haben und dennoch krank wurden. Das gibt es, leider. Und wir können nichts dagegen tun, außer den Kranken so gut es geht zu helfen.

Aber auf der anderen Seite können wir selbst viel dazu beitragen, gesund und fit alt zu werden.

Nehmen Sie die Verpflichtung Ihnen und der Solidargemeinschaft im Gesundheitswesen zuliebe an!

// WIE SIE ABNEHMEN.

Seele repariert Körper

„Woraus besteht eigentlich der Mensch?“, frage ich oft in meinen Seminaren. Als Antwort kommt dann meistens: aus Organen, Muskeln, Fett, Knochen, Wasser, Haut.

„Alles richtig! Aber haben Sie nicht etwas vergessen?“ Die Leute schauen mich ratlos an. „Was ist mit der Seele?“, frage ich dann.

Ach so. Die Seele.

Der Mensch ist ein Ganzes. Ein Ganzes aus zwei Teilen. Einmal dem Körper, mit dem jeder sich unentwegt beschäftigt, weil er dies oder jenes will, weil er bockt oder sogar streikt. Und dann der Seele. Eine eigene Entität. Und diese Seele spielt eine große Rolle in unserem Leben.

Die Menschen haben eine schlechte Gewohnheit entwickelt. Sie denken zwar viel über sich und über ihre Probleme nach. Manche reden sogar unaufhörlich davon. Aber dieser permanente Diskurs dreht sich meistens um ein Thema: um den Körper. Der Mensch verschließt ein Auge und hat nur einen Teilaspekt seiner Existenz im Blick. Der andere Aspekt spielt keine Rolle.

Das ist kein Fehler des Einzelnen. Die Menschen, die zu mir kommen, damit ich ihnen helfe, gesund und vielleicht auch glücklicher zu werden, können gar nicht anders. Diese eingeschränkte Sichtweise auf den Körper ist eine Krankheit unseres Kulturkreises. Der Westen ist seit Jahrhunderten fixiert auf das Materielle. Das ist nicht nur der Körper, das sind auch die Fakten, die Kausalität, also Ursache und Wirkung. Die Machbarkeit. Die Technik, das Wissen, insbesondere die Naturwissenschaften.

Die andere Seite des Menschseins spielte lange Zeit kaum eine Rolle. Nicht in den großen Zügen der Politik, aber auch nicht in der Perspektive des einzelnen Menschen. Der löste seine Probleme immer auf die gleiche Art: Er dachte darüber nach, suchte eine Ursache für die Fehlentwicklung und tat dann das, was sein Gehirn ihm befahl. Dabei ging es ausschließlich um Fakten. Um Logik und die Gesetzmäßigkeit des Denkens. Das war und das ist unser Credo. Leider.

Der andere Teil unseres Lebens – die Emotionen, die Intuition, alles das, was nicht so klar zu kategorisieren ist, was sich nicht ohne

Weiteres in gängige Begriffe fassen lässt, alle die Urbilder, die Mythen, die Verletzungen, die Wünsche und Sehnsüchte – das blieb mehr oder weniger außen vor. Das ist nicht überall so. Die östliche Welt, wo der Buddhismus starken Einfluss hat, ist vertrauter mit der Welt der Seele.

Spätestens seit Freud ist klar, dass der Mensch eben nicht nur das ist, was er denkt und fühlt. Der Mensch ist viel mehr als das, was ihm bewusst ist. Es gibt ein tiefes Meer im Menschen, das sich dem Denken nicht ohne Weiteres erschließt. In diesem Meer herrschen Fülle und Vielfalt. Dort tummeln sich Glücksgötter und Dämonen. Dieses Reich ist das Unterbewusstsein.

Keine unaufgeräumte Rumpelkammer, sondern ein lebensvolles und mächtiges Imperium. Mächtig ist das Unterbewusstsein vor allem deshalb, weil es eben nicht bewusst ist. Das heißt, viele Dinge geschehen einfach mit uns. Deshalb hat die Seele eine unglaubliche Macht.

Eine Macht, die Ihnen als Kraftquell dienen kann. Aber dafür müssen Sie lernen, die Seele zu verstehen, ihre Signale zu hören und nicht zu überhören. Sie müssen lernen, ihr zu folgen und sich dabei selbst besser kennenzulernen.

Der Zug des Lebens

Wenn Sie die Macht, die die Seele hat, erkennen, müssen Sie umdenken. Mehr noch: Sie müssen eine neue Sensibilität entwickeln, Ihre Sinne schärfen für das, was die Seele Ihnen sagt.

Das gilt vor allem für die Medizin. Es hat keinen Sinn, sich ausschließlich auf eine Seite unserer Existenz zu stürzen und sich dort abzuarbeiten, wenn man einen Menschen von seinem Leid befreien will. Das hat aber die Medizin, zumindest die westliche, lange getan. Sie wollte die Krankheiten heilen, hat aber nur auf der Seite des Körpers gewirkt.

Ich bin davon überzeugt, dass die Medizin den ganzen Menschen heilen muss. Nicht nur den Körper – oder nur die Seele.

Für mich als Arzt heißt das: Um dem Patienten zu helfen, darf ich nicht einfach nur Diäten verordnen und Vorschriften machen, wie er zu essen und sich zu bewegen hat. Dieses Vorgehen betrifft nämlich nur eine Seite, den Körper. Auch wenn sich die überflüssigen Pfunde irgendwann körperlich auf unangenehme Weise manifestiert haben, so heißt das nicht, dass die Seele dem teilnahmslos zugeschaut hat – oder unbeteiligt ist.

Beim Abnehmen müssen also auch beide Komponenten in den Blick kommen – Körper *und* Seele. Es genügt nicht, bloß auf den Teller zu schauen. Klar, da muss sich auch was ändern. Aber die Fettleibigkeit ist eine Krankheit des ganzen Menschen, wie übrigens fast alle Krankheiten.

Um das Zusammenspiel von Körper und Seele besser zu begreifen, stellen Sie sich einen Zug vor. Einen nicht sehr langen Zug, mit nur zwei Waggons. Vorne eine Lokomotive, die die Waggons zieht. Sie zieht sie aber ein wenig zu schnell. An einer Gefahrenstelle springt ein Waggon aus den Schienen und reißt den zweiten mit. Der Lokomotivführer bremst. Der Zug kommt zum Stehen. Die Waggons liegen umgekippt an der Bahnstrecke.

Dieses Bild – der eine Waggon ist die Seele, der andere der Körper – zeigt, wie sich die körperliche und die seelische Komponente gegenseitig beeinflussen. Die eine Seite gerät aus dem Gleichgewicht und reißt die andere mit.

Nun stellt sich bei Fettleibigkeit die Frage, welcher Waggon ist denn zuerst entgleist? Welche Komponente hat denn zuerst die innere Balance verloren? Der Körper oder die Seele? Aus meiner Erfahrung kann ich sagen, es gibt beide Fälle.

Meistens gerät die Seele zuerst aus der Bahn und reißt dann den Körper mit. Heißt: Der Mensch hat psychisch ein Problem, das er nicht bewältigen kann – und sein Körper reagiert mit erheblicher Gewichtszunahme. Im anderen Fall gerät zunächst der Körper aus den Gleisen. Der Mensch isst aus verschiedenen Gründen mehr, als ihm guttut, und bewegt sich kaum noch. Dieser Mensch nimmt natürlich zu. Wenn das lange so geht, sind es irgendwann keine ein, zwei Kilo mehr, dann sind das 15 oder 20 Kilo. Er schaut sich an und fühlt sich unwohl. Der Mensch leidet. Sein Selbstbild kommt ins Wanken. Er entwickelt ein negatives, vielleicht sogar aggressives Gefühl sich selbst gegenüber – das löst wahre Stürme in dem tiefen Meer des Unbewusstseins aus. Und schon ist auch die Seele krank.

Im Gegensatz zum Zug entgleist der Mensch langsam. Oft geht das Hand in Hand zwischen Körper und Seele, die Entwicklung verläuft wechselseitig – einmal mehr von der einen Seite bestimmt, einmal mehr von der anderen. Auf jeden Fall vollzieht sich dieses Wechselspiel über eine längere Zeit.

Wie man es auch dreht: Die Seele ist immer betroffen.

Deshalb darf sie auf keinen Fall außer Acht gelassen werden.

Um bei unserem Bild von dem entgleisten Zug zu bleiben: Es hat keinen Sinn, nur einen der beiden Waggons wieder aufs Gleis zurückzusetzen. Der Zug könnte nicht wieder fahren, solange der andere Waggon noch umgekippt ist. Wer wirklich etwas erreichen will, muss beide Waggons wieder aufrichten.

Symptome der Seele

Ich habe Ihnen von der Frau erzählt, die nach einem Vortrag zu mir kam und sich bedankte, dass ich das Dicksein mit einem Panzer verglichen habe. Sie hatte Tränen in den Augen, als sie mit mir sprach. Ihr war schlagartig etwas klar geworden. Sie hatte beim Bild vom Panzer den Zusammenhang verstanden – *verstanden* ist vielleicht das falsche Wort, denn es ist zu sehr dem Denken verhaftet. Sie hatte verinnerlicht, dass ihre Seele entgleist war. Dass in ihrer Seele etwas schrecklich schiefgelaufen war und sie sich deshalb eine Fettschicht angefressen hatte – eine Fettschicht als Schutz für die lädierte Seele. Einen Panzer, der ihr fragiles Inneres schützen sollte.

Die meisten Fälle von Fettleibigkeit gehen auf eine Verletzung der Seele zurück. Diese Verletzungen können sehr unterschiedlich stark sein.

Eine Jugendliche von 17 Jahren kam in meine Sprechstunde. Sie hatte extremes Übergewicht: 130 Kilo – ein schwerer Fall von Adipositas.

Bevor ich überhaupt mit ihr über die körperlichen Auswirkungen sprechen konnte, habe ich versucht, mehr über sie und ihr Leben zu erfahren. Ich wollte wissen, was für eine Schieflage hinter den 130 Kilo steckte.

Was nach einem langen und vertraulichen Gespräch zutage trat, war schockierend: Der Vater des dicken Mädchens war schon lange tot. Die Mutter hatte wieder geheiratet, der neue Mann war mit Mutter und Tochter zusammengezogen. Damals war meine Patientin noch ein Kind und nicht dick. Doch dann begann der Stiefvater, das Mädchen zu missbrauchen. Er tat es immer wieder. Sobald die Mutter zur Arbeit ging, begann das Martyrium. Das Kind litt schrecklich unter den Übergriffen, wagte aber nicht, sich der Mutter anzuvertrauen. In ihren Augen hatte die Mutter durch den frühen Tod des Vaters schon genug gelitten. Sie hatte einen Neuanfang mit dem zweiten Mann verdient. Das Kind wollte das neue Glück der Mutter nicht zerstören.

Es wollte aber auch nicht weiter missbraucht werden. Das Mädchen fing an zu essen. Seine Seele trug ihm diese Strategie auf; essen, um dick zu werden, weil dick gleich hässlich ist. In der Hoffnung, so für den Stiefvater nicht mehr attraktiv zu sein.

Meine Patientin tat alles, um ihr schönes Kleid – also ihren schlanken, attraktiven jungen Körper – zu deformieren und damit zum Panzer zu machen.

Und jetzt stellen Sie sich einmal vor, was passiert wäre, wenn ich meiner Patientin dringend ans Herz gelegt hätte: „Du musst jetzt auf Teufel komm raus abnehmen!“

Ihre bereits lädierte Seele hätte danach ohne Panzer dagestanden. Schutzlos neuen, schlimmeren Verletzungen ausgeliefert. In so einem Fall würde die sture Fixierung auf das Abnehmen zu einer Tragödie führen.

Oder ein anderer Fall. Eine Patientin, Ende dreißig. Ebenfalls sehr dick. Dabei war sie wenige Jahre zuvor noch schlank und überaus attraktiv gewesen. Was war der Grund?

Es begann damit, dass sie sich unzufrieden in ihrer Ehe fühlte. Ihrem Mann, mit dem sie jahrelang wie frisch verliebt zusammengelebt hatte, waren seine Arbeit und zahlreichen Hobbys wichtiger als sie. Er hielt sich immer seltener zu Hause auf. Das Ehepaar unternahm fast gar nichts mehr gemeinsam. Meine Patientin fühlte sich einsam. Was ihre Misere noch verstärkte, war, dass sie all die Jahre für ihre Ehe und ihren Mann gelebt und deshalb keine beruflichen

Ambitionen entwickelt hatte. Fortan verbrachte sie viele Abende ohne ihren Gatten. Sie hatten auch kaum noch Sex miteinander. Er hörte sogar damit auf, ihr morgens und abends einen Kuss zu geben. Es gab gar keine Zärtlichkeiten mehr zwischen den beiden.

Wie meine Patientin mir gestand, war das Schlimmste für sie, dass ihr Mann sie nicht mehr streichelte. Sie war zu einer Frau ohne Körper geworden.

Ihre gekränkte Seele suchte nach Linderung. Sie begann sich selbst zu streicheln und zu trösten, indem sie übermäßig aß. Hier eine Köstlichkeit, da ein Leckerbissen. Dort ein Schmankerl und hier eine Delikatesse. Natürlich nahm sie rapide zu. Es dauerte nicht lange, da war ihre schöne Figur dahin. Sie wurde zu einer Adipositas-Patientin.

Auch in diesem Fall war das seelische Problem zuerst da. Es stand von Anfang an im Vordergrund. Der nicht erfüllte Wunsch nach Liebe trieb die Entwicklung voran.

Auch hier wäre es völlig falsch und aussichtslos gewesen, auf die körperliche Entgleisung plump mit körperlichen Maßnahmen zu reagieren. Wenn ich sie allein zu einer gesünderen Ernährung hätte animieren können, wäre damit das ursächliche Problem ja längst noch nicht gelöst gewesen: ihr Hunger nach Liebe. Und dieser Hunger hätte sich auf die eine oder andere Weise wieder eine ungesunde Bahn gebrochen.

Die seelischen Ursachen der körperlichen Entgleisung treten nicht immer so deutlich hervor wie in diesen Fällen. Häufig liegen die Verletzungen, aus denen dann Krankheiten wie Fettleibigkeit entstehen, in dunklen Bereichen, die dem Arzt kaum zugänglich sind.

Die Probleme, mit denen sich ein Patient im Erwachsenenalter herumschlägt, beginnen oft schon im frühesten Kindesalter – also in einer Zeit, an die er sich kaum erinnern kann. Oder was noch schwieriger ist: Ein Kind ist im Mutterleib schon seelisch geschädigt worden. Das hört sich jetzt vielleicht etwas esoterisch an – aber ich erlebe solche Phänomene in meiner Praxis öfter.

Stellen Sie sich einfach die Situation eines jungen Paares vor. Die beiden stehen am Anfang ihres Berufslebens, verdienen kaum etwas, sind sich womöglich unsicher, ob sie überhaupt ein Leben lang oder mindestens die nächsten Jahre zusammenbleiben wollen. Da wird die Frau schwanger.

Die beiden haben jetzt ein echtes Problem. Es kommt zu langen Gesprächen. Als die nicht fruchten, wird es laut. Der zukünftige Vater, der nicht weiß, wohin er mit einem Kind soll, wie es ernähren, drängt seine Partnerin, das Kind abzutreiben. Aber sie will das Kind. Es geht also hoch her. Und das ungeborene Kind bekommt alles mit. Das Geschrei. Die Drohungen. Die Demütigungen, die die Mutter erleidet. Seine Seele erfährt schlimmste Verletzungen.

Wenn dieses Kind groß wird, ist es nicht unwahrscheinlich, dass sich das Leid körperlich zeigt: Eine Erkrankung, für die sich nur schwer eine Ursache finden lässt. Kein Wunder, denn die Ursache liegt in der Zeit vor der Geburt.

Damit umzugehen, ist dann sehr schwierig. Aber es geht. Es gibt Möglichkeiten, selbst an diese seelischen Untiefen heranzukommen.

Ungehörte Hilferufe

Wenn die Seele der Auslöser einer Erkrankung wie Adipositas ist, dann muss ich als Arzt das Dicksein als ein Symptom ansehen. Die Seele verschafft sich Gehör durch den körperlichen Ausdruck ihres Leids.

Die Seele spricht mit uns.

Die Seele ist der Kern des Unterbewusstseins. Sie weiß viel, viel mehr, als wir uns träumen lassen. Sie vergisst nichts. Denken Sie an unser Gleichnis mit den Spuren im Sand. Wenn der Strandurlauber nach einem Spaziergang zurückschaut, sieht er seine Fußabdrücke, und zwar jeden seiner Fußabdrücke. Es gibt nichts in unserer Vergangenheit, was die Seele nicht gespeichert hätte.

Aber die Seele hat eine eigene Sprache. Sie schickt uns Signale, die uns Aufschluss geben über die Wellen und Stürme auf ihrem Meer. Diese Signale sind die körperlichen Symptome der seelischen Missstände.

Es liegt an uns, diese Sprache verstehen zu lernen. Indem wir die Symptome entziffern.

Meistens aber missverstehen wir sie. Oder stürzen uns auf die Symptome, erklären sie zu ausgewachsenen Krankheiten und geben uns größte Mühe, sie zu kurieren. Man muss sich das vorstellen: Die

Seele schreit nach Aufmerksamkeit, sie schickt uns Signale, damit wir sie von ihrem Leid befreien. Und was tun wir: Wir beheben die Symptome. Das heißt, wir beseitigen die Signale, wir radieren sie aus. Die Hilferufe werden gelöscht.

Kein Wunder, dass wir mit dieser Strategie immer kränker werden.

Eine der häufigsten Erkrankungen in der medizinischen Alltagspraxis sind Rückenschmerzen. Täglich kommen Patienten damit zum Arzt. Der erste Reflex der Medizin besteht darin, Schmerzmedikamente zu verabreichen. Doch damit kann man dem Rückenpatienten nur kurzfristig helfen, weil sein eigentliches Problem nicht gelöst wird.

Die häufigste Ursache für Rückenerkrankungen: Der Patient kann eine Belastung nicht mehr ertragen. Diese Belastung kann körperlich oder seelisch sein. Solange Arzt und Patient aber die wahre Ursache der Belastung unberührt lassen und die Schmerzen nur mit Medikamenten bekämpfen, wird der Patient nicht gesund werden. Wenn die Rückenschmerzen durch das Medikament weggedrückt worden sind, werden andere Schmerzen entstehen, und zwar oft stärkere. Das kann ewig so gehen – und das Leid wird nicht weniger, es verschlimmert sich. Die Seele bringt nicht viel Geduld auf, wenn ihre Signale so geflissentlich missachtet werden.

Mit Adipositas ist es ebenso. Es ist wie das Rückenleiden – in vielen Fällen – ein Symptom für eine Schieflage im Unterbewusstsein. Wer dagegen nur mit Diät oder Bewegungsprogrammen vorgeht, also nur die überzähligen Kilos wegschmelzen will, wird keinen Heilerfolg verzeichnen können. In meinen Augen ist es grob fahrlässig, Krankheiten nur auf der körperlichen Seite anzugehen.

Arzt und Patient müssen sich auch um die Seele kümmern. Daran führt kein Weg vorbei. Und noch etwas: Es geht nicht darum, die Seele bloß zu reparieren – wie wir den Körper reparieren wollen.

Die Seele ist mehr.

Sie verfügt über eine unglaubliche Kraft. Die Seele ist ein Kraftwerk. Ich würde sogar sagen, sie ist das eigentliche Kraftzentrum des Menschen.

Und dieses Kraftzentrum lässt sich nutzen.

Die Visualisierung

Das, womit Sie unentwegt zu tun haben, womit Sie denken, wahrnehmen, urteilen, sprechen, fernsehen usw. – das ist Ihr Bewusstsein.

Doch dieses Bewusstsein ist beschränkt. Es spielt sich auf wie der Herr im Haus, tut so, als könnte es alles, will bei allem das letzte Wort haben und weiß alles besser.

Dabei entgeht ihm das meiste. Es ist ja auch permanent mit sich selbst beschäftigt, es ist damit beschäftigt, Bewusstsein von etwas zu sein, sich also etwas bewusst zu machen. Etwas, das nicht bewusst ist, das also nicht in seiner Sprache spricht, in der Sprache der Fakten und des Unverrückbaren, in der Sprache des Machbaren – das existiert für das Bewusstsein nicht.

Dabei entgeht ihm das Wesentliche. Es entgeht ihm die ganze Fülle des Lebens. Die Fülle in uns. Weil diese Fülle nicht bewusst ist. Sie äußert sich in einer anderen Sprache als der des Denkens.

In meinen Seminaren sage ich gerne: Der Ort der Seele ist das Herz.

Physiologisch stimmt das natürlich nicht. Mittlerweile haben Hirnforscher sogar Areale identifiziert, die für seelische Vorgänge zuständig sein sollen. Dennoch bleibe ich dabei: Für mich hat die Seele ihren Sitz im Herzen.

Das Herz ist mythologisch der Ort für unsere Gefühle. Für die Träume und Leidenschaften. Für die Ängste und Sehnsüchte. Deshalb ist es auch der richtige Ort für die Seele – allein schon um zu verdeutlichen, dass das Seelische vom Kopf getrennt ist. Das ist wichtig. Das Denken kann der Feind der Seele sein, es kann die Verständigung mit der Seele behindern.

Das Bewusstsein hat die Tendenz, zu verengen, zu blockieren. Das Unterbewusstsein hingegen erweitert den Horizont des Menschen. Es nimmt ihn an die Hand und führt ihn in unbekannte Weiten seines Selbst. Es führt ihn auch durch Stürme und Gefahren. Es spornt ihn zu Höchstleistungen an, die er sich nicht hat träumen lassen. Wenn er es zulässt.

Sportler wissen um die Kraft des Unterbewusstseins. Sie ergründen sie, sie versuchen, auf dieser Welle zu reiten. Deshalb machen sie vor Wettkämpfen Mentaltraining. Sie trainieren sich darauf, ihren

Kopf und dessen störende Zwischenrufe auszuschalten. Sie versuchen, eins zu werden mit den Strömungen ihrer Seele.

Mich begeistert die Geschichte des Torwarttitanen Oliver Kahn, die er in seinem Buch „Nummer eins" beschreibt: Im Champions-League-Finale 2001 kam es zum Elfmeterschießen. Es ging also um die Wurst – und alles hing von den Nerven des Torwarts ab. Kahn hat nun etwas ganz Eigenartiges gemacht. Kurz vor dem ersten Elfmeter hat er sich in den Mittelkreis gelegt und sich entspannt. Man muss sich das mal vorstellen: In einem Stadion mit 60.000–70.000 Menschen legt er sich einfach flach auf den Rasen.

Kahn gelang es, alles um sich herum zu vergessen. Er schreibt, er habe nur noch schöne Bilder gesehen, einen malerischen See und einen wunderschönen Ort. Dann hat er vor seinem geistigen Auge das Elfmeterschießen erlebt. Wie der Schütze anläuft und den Ball ins Eck jagt und wie er, Kahn, hechtet und den Ball hält.

Als es so weit war, ist Kahn aufgestanden, zum Tor gegangen und hat den Kampf bestritten. Er hat drei Elfmeter gehalten. Seine Mannschaft trug den Sieg davon.

Ein anderes Beispiel: Jemand, der etwas vom Boxen versteht, hat mir einmal gesagt, dass sich vor einem Kampf an den Gesichtern der Boxer bereits der Sieger ablesen lasse. Der mental Stärkere gewinnt immer. Er hat den Kampf und den Erfolg bereits innerlich antizipiert. Sein Kopf ist ausgeschaltet. Er geht einfach seinen Weg – zum Sieg. Am Ende macht das Unterbewusstsein alles für ihn. Er muss nur noch boxen.

In diesem Zusammenhang ist oft die Rede von Flow. Vom Fließen des Unterbewusstseins, vom gedankenverlorenen Aufgehen in einer Tätigkeit. Flow – das ist der Zustand, in dem Sie es schaffen, eins zu werden mit dem, was Sie tun. Sie arbeiten nicht mehr mit dem Kopf, sie arbeiten mit dem Unterbewusstsein. Sie lassen es arbeiten. Die Seele hat das Ruder übernommen.

Das klingt vielleicht alles etwas abstrakt. Deshalb gebe ich Ihnen ein weiteres Beispiel, das ich selbst erlebt habe: Vor einigen Jahren wurde ich das erste Mal zu einer Talkshow ins Fernsehen eingeladen. Der Anlass war einer meiner Newsletter, die ich regelmäßig schreibe. Natürlich ging es ums Dicksein.

Ich fuhr mit dem Zug, und je näher ich meinem Zielort kam, desto nervöser wurde ich. Fernsehen war neu für mich, ich wollte alles richtig machen. In Bremen musste ich umsteigen und habe mit meiner Frau telefoniert. Sie hat versucht, mich zu beruhigen – aber das ist ihr nicht gelungen. Schließlich habe ich aufgelegt und bin in den Zug nach Hamburg gestiegen. Im Abteil habe ich mich entspannt und eine Mentalübung gemacht. Wie die Übung im Einzelnen funktioniert, werde ich Ihnen noch beschreiben. Vor allem habe ich den Kopf ausgeschaltet. Das Denken nämlich war es, was mich so nervös gemacht hat. Die ununterbrochenen Ansagen meines Bewusstseins: Du musst unbedingt das machen, du darfst das nicht vergessen, auf keinen Fall darfst du vor der Kamera schwitzen oder stottern – alles das, was einem der Kopf vor einem solchen Auftritt einzutrichtern versucht.

Ich habe also die Blockade des Kopfes ausgeschaltet. Ich kam in Hamburg an, ging ins Studio und nahm an der Livesendung teil.

Neben der Moderatorin und mir war noch ein weiterer Studiogast eingeladen, ein erfahrener TV-Profi. Das Gespräch entwickelte sich zu einer kontroversen und zum Teil auch witzigen Diskussion, in der Schlagfertigkeit gefragt war. Als Talkshow-Amateur hätte ich normalerweise eine allenfalls mittelmäßige Figur abgegeben. Aber der Zustand, in den ich durch das Mentaltraining gekommen war, erlaubte mir, meine Sicht der Dinge darzulegen. Das lief ganz entspannt und ohne Nervosität ab. Mein Kopf war eben nicht im Spiel, ich agierte aus dem Bauch heraus, oder, um in meinem Bild des Unterbewusstseins zu bleiben, aus dem Herzen heraus.

Das Unterbewusstsein ist eine offene und großherzige Sphäre. Dort haben die Emotionen freien Lauf. Das Denken kommt nicht bis dahin.

Nehmen Sie den Sex. Beim Sex sind alle Impulse, die vom Kopf kommen, ausgeschaltet. Sie sollten es jedenfalls, sonst ist es kein guter Sex. Wenn dem Mann ständig durch den Kopf geht, was er alles leisten muss, um die Frau auch zu befriedigen, oder wenn der Frau ihre Probleme aus dem Büro nicht aus dem Kopf gehen, wird es sicher nicht viel werden mit der Erfüllung.

Sex gelingt nur zu beidseitiger Beglückung, wenn die Partner es schaffen, sich fallen zu lassen. Sie müssen alle Vorbehalte ausklammern, alle Warnungen vergessen, alle Ängste hinter sich lassen – und ihren Gefühlen freien Lauf lassen.

Oder das Schreiben. Wer schreibt, weiß, dass es erst dann gut läuft, wenn sich der Fluss aus dem Inneren lösen kann. Das passiert, wenn alle regulierenden Instanzen des Denkens und Planens außer Kraft gesetzt sind. Das ist nicht einfach, denn das Bewusstsein ist es gewöhnt, gehört zu werden und seinen Willen auch durchzusetzen. Erst wenn der Schreibende diesen Herrschaftsanspruch abgewiesen, wenn er die Bremse gelöst hat und sich ganz seinem Unterbewusstsein hingeben kann, bricht der Damm, der die Flut der Gefühle und Bilder zurückgehalten hat. Dann tritt auch jener legendäre Zustand ein, von dem Schriftsteller schwärmen: Es schreibt. Nicht er oder sie schreibt. Es schreibt. Etwas in ihm führt die Feder.

Fußballer kennen diesen Flow auch. Solange der Spieler sich abquält und überlegt, wo er hin spielen soll, passiert nicht viel. Wenn der Mittelstürmer aber alle Winkelzüge des Denkens und Vorausplanens vergisst, wenn er nicht mehr nachdenkt, wie er ein Tor schießen könnte, sondern sich ganz seinem Herzen überlässt und einfach nur spielt – dann spürt er den Ball am Fuß kleben und weiß, dass er eigentlich spielen kann, wohin er will oder wohin es ihn treibt. Er fragt nicht lange – er spielt. Und dann fällt auch schon sein Tor.

Der Weg zu diesem Glückszustand ist nicht einfach. Er führt über ein intensives Training, ein Mentaltraining.

Oft kennen erfolgreiche Menschen dieses Training gut – ob Sportler oder Politiker oder Wirtschaftskapitäne. Sie wenden es meistens schon seit Jahren an, deshalb sind sie so erfolgreich.

Was der ehemalige Kanzler Gerhard Schröder machte, als er noch Vorsitzender der SPD-Jugendorganisation war, der davon träumte, einmal an die Spitze unseres Staates zu kommen, war nichts anderes. Angeblich hat er nachts am Zaun des Kanzleramtes gerüttelt und geschrien: „Ich will hier rein!"

Das war seine Art, die Seele auf ein großes Ziel einzuschwören. Diese Ruhestörung vorm nächtlichen Kanzleramt, ob sie nun wirklich stattgefunden oder er sie sich nur eingebildet hat, das war Schröders Mentaltraining.

Die einen schaffen es mit einer symbolischen Tat, so wie der spätere SPD-Kanzler. Die anderen durch eine Art Mantra. Ich denke da oft an eine Szene aus dem Film über die britische Premierministerin Margaret Thatcher. Dort zitiert sie ein chinesisches Sprichwort: *Achte auf deine Gedanken, denn sie werden deine Worte; achte auf deine Worte, denn sie werden deine Taten; achte auf deine Taten, denn sie werden deine Gewohnheiten; achte auf deine Gewohnheiten, denn sie bilden deinen Charakter; und achte auf deinen Charakter, denn er wird dein Schicksal.*

Schicksal heißt: etwas, was in der Zukunft eintreten wird. Es genügt also nicht, die Schleusen des Unbewusstseins zu öffnen und sich dem Flow hinzugeben. Man verinnerlicht seine größten Wünsche, man macht sie sichtbar. Und dann bin ich nicht nur bereit dafür – das wäre zu wenig. Nein – und nun kommt das wahre Zauberstück –, dann gehen sie auch in Erfüllung.

Das Bewusstsein arbeitet mit Fakten. Das Unterbewusstsein hält sich damit nicht auf. Das Unterbewusstsein arbeitet mit Bildern.

Es macht Wünsche, Sehnsüchte und große Gefühle zu Tableaus. Es verbildlicht sie. Es inszeniert sie. Und damit können Sie Ihre innere Kraft, von der Sie bisher nur geahnt haben, voll entfalten. Ein Bild ist ein starkes Argument. Viel stärker als Worte und Fakten. Ein Bild ist pure Kraft. Die Kraft des Wirklichen. Die Kraft des Lebendigen.

Das Bild ist die Sprache der Seele.

Sie sollten lernen, in dieser Sprache zu sprechen. Dann hören Sie nicht nur besser, was die Seele Ihnen mitzuteilen hat. Sie können auch die Seele und die Wirklichkeit dazu bringen, Ihnen zu folgen.

Das ist das Geheimnis. Das Geheimnis der Visualisierung.

Was ist Ihr Ziel?

Lassen Sie uns ein kleines Spiel spielen. Ich gebe Ihnen ein Stichwort und Sie sagen mir, was Sie sehen.

Das Stichwort ist BETT.

Sie denken also an BETT.

Lassen Sie sich ruhig Zeit. Schließen Sie Ihre Augen. Aktivieren Sie Ihre Fantasie.

Nach 10–15 Sekunden können Sie die Augen wieder öffnen.

Und? Woran haben Sie gedacht, liebe Leserin, lieber Leser?

Sie, liebe Leserin, haben womöglich an das Bett Ihres Geliebten gedacht. Sie haben damit eine bestimmte Stimmung assoziiert: Vertrautheit, Geborgenheit, Zärtlichkeit. Und Sie, lieber Leser, haben an Ihr eigenes Bett zu Hause gedacht. Sie haben die Ruhe gespürt, die von ihrem schönen, breiten, gemütlichen Bett ausgeht.

Woran Sie beide aber ganz bestimmt nicht gedacht haben, ist das Wort BETT. Die Buchstabenfolge B-E-T-T. Auf die Idee kommt kein Mensch – außer vielleicht ein Philosoph, der sich gerade mit Problemen der Semantik herumschlägt.

Sie wissen nun also, dass Ihr Unterbewusstsein mit Bildern arbeitet, mit möglichst starken Bildern, mit solchen, die Ihre Emotion ansprechen, und Sie wissen auch, dass der Weg zum Unterbewusstsein die Visualisierung ist.

Bevor ich mich weiter mit dieser Methode beschäftige, muss ich Sie mal kurz zur Seite nehmen. Es geht darum, Ihre Ziele zu definieren.

...

Machen Sie es sich bei einem Glas Tee gemütlich oder gehen Sie in ein ruhiges Café. Nehmen Sie ein Platt Papier und einen Stift zur Hand.

Meine Frage ist: „Was versprechen Sie sich von diesem Buch?" Ihre Antwort lautet wahrscheinlich: „Ich bin zu dick, ich will abnehmen. Ich muss abnehmen. So geht es nicht weiter."

Gut. Schreiben Sie es ruhig auf. Meine nächste Frage lautet: „Was wollen Sie durch das Abnehmen erreichen?"

Ihre Antwort: „Ich will mit dem Gewicht runter. Ich will wieder 70 Kilo wiegen. Oder 60 Kilo. Ich will wieder so schlank sein wie früher."

Frage: „Was verbinden Sie mit dieser Marke von 70 oder gar 60 Kilo?"

Antwort: „Ich war ein anderer Mensch damals. Ich hatte ein ganz anderes Lebensgefühl. Ich konnte Jeans tragen und sah darin nicht aus wie eine Hausmacherleberwurst. Ich sah darin gut aus. Ich genoss das Leben. Ich wurde bewundert. Ich war stolz und glücklich. Ja, ich war glücklich. Nicht wie jetzt."

Halten Sie inne. Vielleicht sind Sie gerade den Tränen nahe. Weinen Sie ruhig! Es ist ein großer Augenblick. Der Augenblick der Wahrheit.

So. Jetzt wissen wir, worum es eigentlich geht. Es steht auf Ihrem Zettel.

Es geht natürlich darum, abzunehmen. Aber das ist zweitrangig. Ob 60 oder 70 Kilo, das spielt keine so große Rolle. Es geht um etwas anderes: Sie wollen wieder stolz sein können, Sie wollen wieder glücklich sein.

Und ich sage Ihnen: Das werden Sie schaffen.

Jeder Mensch hat ein Recht darauf, glücklich zu sein.

Aber wie kommen Sie dahin?

Das Wichtigste ist: zu wissen, ja zu spüren, welche ungeheure Kraft in Ihrer Seele schlummert. Diese Kraft zu fühlen.

Und dann: zu wissen, wie Sie an diese Kraft herankommen, wie Sie an ihr teilhaben können. Und noch besser: wie Sie sie nutzen können, um Ihr Leben zu ändern. Um glücklich zu werden. Dieses Instrument ist die Visualisierung.

Um die Wirksamkeit der Visualisierung zu zeigen, möchte ich Ihnen eine Geschichte erzählen. Ich hatte mal einen Patienten. Ein zupackender, sehr pragmatischer Mensch. Als ich ihn kennenlernte, war er Ende dreißig. Schon ein erfolgreicher Mann, ein Ingenieur, der gutes Geld verdiente. Er hatte eine nette Frau und ein Kind, das zweite war geplant. Mein Patient arbeitete in einem mittelständischen Unternehmen mit 120 Angestellten. Der Ingenieur war auf der mittleren Managementebene tätig. Eigentlich ein guter, anspruchsvoller Job, doch mein Patient war unzufrieden. Er wollte mehr. Er wollte in den Vorstand.

Der Vorstand des Unternehmens war nicht groß, er bestand aus vier Mitgliedern. Die saßen schon lange auf ihren Positionen und dachten nicht daran, Platz zu machen für die nachfolgende Generation. Warum auch? Die vier taten ihre Arbeit gut. Die Chancen standen also schlecht für den aufstrebenden Ingenieur.

Er hat sich dennoch nicht ins Bockshorn jagen lassen – und sich einen starken Verbündeten gesucht. Sein Unterbewusstsein.

Mein Patient hat sich ein Foto vom vierköpfigen Vorstand besorgt. Dann hat er auf den Kopf eines der Vorstandsmitglieder seinen eigenen Kopf geklebt. Nun war er Teil des Vorstandes – zumindest auf dem Foto. Dieses Foto hat er in seine Geldbörse gesteckt, er hat es immer bei sich getragen, am Herzen.

Von nun an hat sich der Ingenieur diese Collage des Vorstandes immer wieder angeschaut. Dabei hat er sich vor Augen geführt, hat mit jeder Zelle seines Körpers erspürt, wie es ist, Mitglied des Führungsgremiums zu sein. Er hat Vorstandssitzungen mit sich als Vorstand erlebt. Er hat sich eingefühlt in seine Tätigkeit, hat sein Leben als Vorstand erkundet – anhand des Fotos mit seinem aufgeklebten Kopf.

Das hatte Folgen. Fortan hat er sich benommen, als wäre er längst Mitglied des Vorstandes. Er hat ungefragt Aufgaben im Unternehmen übernommen, hat sich mehr als früher um die Mitarbeiter gekümmert. Er hat mehr Verantwortung übernommen. Die Mitarbeiter haben ihm das angemerkt. Sie haben ihn plötzlich ganz anders wahrgenommen. Alle haben verstanden, dass ihm die Führung des Unternehmens am Herzen liegt.

Der Schlüssel: Es geht nicht darum, etwas werden zu wollen. Es geht darum, sich in ein Bild einzufügen – etwas zu sein. Und zwar ganz und gar zu sein.

Der Mann hat nichts anderes getan, als die Regeln des Unterbewusstseins zu beherzigen. Er hat seinen Lebenswunsch, Mitglied des Vorstandes seines Unternehmens zu werden, in die Sprache der Seele übersetzt. Er hat sich als Vorstandsmitglied visualisiert und damit die Macht der Seele aktiviert. Er hat diese unsichtbare Kraft für seine Ziele eingespannt. Dieser Koalition konnte selbst die Wirklichkeit nicht widerstehen.

Drei Jahre vergingen. Drei Jahre, in denen mein Patient innerlich längst Vorstandsmitglied war. Dann gab es plötzlich einen Wechsel in der Unternehmensleitung. Ein Vorstandsmitglied schied aus. Ein Nachfolger musste her. Man einigte sich ziemlich schnell darauf, wer das sein würde. Man einigte sich auf meinen Patienten. Er war der Mann, der allen Beteiligten sofort einfiel, als sich die Frage der Nachfolge stellte.

Nun könnte man sagen: Das ist einfach Autosuggestion. Wer sich etwa ganz stark einbildet, glaubt daran und kann auch andere davon überzeugen.

Aber das ist mir zu wenig. Wissen Sie warum?

Ganz einfach. Die Geschichte hat noch eine Fortsetzung.

Mein Patient zog also in den Vorstand ein. Er hat sein Ziel erreicht. Ein anderes Vorstandsmitglied hat für ihn Platz gemacht, dieser Mann musste den Vorstand verlassen – warum auch immer. Und wissen Sie, wer das war? Es war genau derjenige Vorständler, auf dessen Kopf mein Patient einst seinen Kopf geklebt hatte.

Das ist es, was ich meine, wenn ich sage: Die Macht der Seele ist ungeheuer stark. Sie geht weit über die bloße Autosuggestion hinaus. Mein Patient hat sich mit Suggestion vielleicht einstimmen können auf seinen Karrieresprung und damit die Voraussetzungen geschaffen für einen realen Wechsel in den Vorstand. Aber die Autosuggestion hätte sicher nicht dazu geführt, dass ausgerechnet der Mann, auf den er bei der Visualisierung seinen Kopf geklebt hatte, den Platz in der Leitung für ihn räumen würde. Das konnte nur in der Macht der Seele liegen, die weit über die bloße Suggestion hinausgeht.

Am Ende war mein Patient glücklich. Er war eins geworden mit dem, was er ersehnt hatte. Er hat mit seiner Seele sein Glück gemacht.

Ihr Lebensbuch

Bisher habe ich viel erklärt. Nun möchte ich Ihnen zeigen, wie Sie all dies praktisch umsetzen können.

Zuerst einmal empfehle ich Ihnen, sich einen treuen Freund und Begleiter zuzulegen. Er soll Ihnen helfen, die versteckten Ressourcen Ihrer Seele zu mobilisieren. Ich habe schon lange einen solchen ständigen Begleiter.

Es handelt sich um ein Buch. Ein Buch mit einem schönen grünen Einband, auf dem Cover ist ein ansprechendes Gemälde von Renoir zu sehen.

Das ist mein Lebensbuch. Wenn mein Haus abbrennen würde – das Erste, was ich mitnähme, wäre mein Lebensbuch.

Sie sollten sich auch so ein Lebensbuch leisten. Es wird Ihnen sehr helfen.

Ich habe davon gesprochen, dass es wichtig ist, sich Ihre Ziele vor Augen zu führen. Das Lebensbuch soll das Medium dieser Visualisierung werden. Es sorgt dafür, dass die Bilder, die Ihr Leben bestimmen, immer wieder aufgefrischt und erneuert werden.

Das klingt nach Fleißarbeit, ist aber das Gegenteil davon. Wenn Sie sich erst an den ständigen Begleiter, an Ihr persönliches Lebensbuch gewöhnt haben, so wird es Ihnen große Freude machen, sich regelmäßig damit zu beschäftigen. Es wird zu einem Kraftquell und zu einem Trost.

Das Buch ist zwar schön – aber es ist leer. Sie sollen die Seiten füllen. Sie sollen diesem Buch Leben einhauchen. Es mit Leben füllen. Mit Ihrem Leben. Sie müssen keine Romane reinschreiben. Aber Sie können kleine Bilder malen und Fotos einkleben.

Es geht wieder darum, sich darüber klar zu werden, wie Sie sich selbst gerne sehen möchten. Bleiben wir beim Abnehmen: Sie sehen sich als den schlanken, attraktiven Menschen, der Sie vor Jahren waren. Bevor Sie die 10, 20 oder 30 Kilo zugenommen haben. Also suchen Sie sich ein Foto von einem schlanken Menschen. Schneiden Sie es aus einer Illustrierten aus oder holen Sie es sich aus dem Internet. Dann kleben Sie Ihren Kopf auf diesen attraktiven Körper. Nun schauen Sie sich das Ergebnis an und stellen sich vor, wie es sein wird, wenn Sie so schlank sind.

Ich möchte, dass Sie auf diese Weise Ihr komplettes Leben bebildern. Mit Collagen Ihrer schicken neuen Kleider, Ihres geschmackvollen Hauses, Ihres tollen Autos, Ihrer anregenden Freizeit. Wohlgemerkt: Alle diese Bilder zeigen Sie in dem Zustand, in dem Sie sind, wenn das Ziel erreicht ist. Sie zeigen sie lachend, sich Ihres Lebens freuend, mit Ihren Liebsten, im Urlaub, mit den Dingen, die Ihnen am Herzen liegen.

Das ist keine Puzzelei für einen Winterabend. Das ist eine Aufgabe, nein, das ist eine Passion, die Sie vielleicht Ihr Leben lang beschäftigen wird. Die Arbeit an diesem Lebensbuch wird Jahre dauern. Und sie wird Ihnen immer wieder neue Impulse geben, Ihnen neue Energie zuführen.

Sie können sich dieses Buch jeden Tag anschauen. Können sich in die Bilder, in die Träume versenken, sie immer wieder erleben. Sie können spüren, wie es sich anfühlt, glücklich zu sein. Dieses Lebensbuch wird zu einem Teil Ihres Alltags, zu einem sehr wichtigen Teil.

Ich habe mein Lebensbuch immer dabei. Es ist schon recht voll mit bunten Bildern – je bunter, je greller, je lebensvoller, umso besser. Die Seele reagiert auf starke Bilder. Und das ist es, was Sie erreichen wollen: Sie wollen mit diesem Lebensbuch die Pforten zu Ihrer Seele öffnen und die Kräfte der Seele für Ihre Visionen gewinnen.

Sie erinnern sich: Die Seele repariert den Körper, und die Methode ist die Visualisierung. Das Lebensbuch ist eine praktische Umsetzung dieser Einsicht.

Ich blättere in meinem Lebensbuch nicht aus Langeweile. Ich schlage es auf, um Kraft zu schöpfen. Ich schlage es aber auch auf, damit es mir in scheinbar ausweglosen Situationen hilft. So wie damals bei dem Zwischenhalt in Bremen, als ich meiner Nervosität vor der Sendung beim NDR nicht mehr Herr wurde. Ich habe mein Lebensbuch aufgeschlagen und mich darin versenkt. Ich habe mit der Hilfe des Lebensbuches die störenden Impulse des Kopfes ausgeschaltet. Und so bin ich eins geworden mit mir selbst und meiner Seele. Es konnte losgehen. Es konnte fließen.

Ich habe diese Sendung nicht nur überstanden, ich bin gut rübergekommen, wie die Medienleute sagen, ich war überzeugend. Das hatte ich meinem Lebensbuch zu verdanken.

Ich bin fest davon überzeugt, dass das Lebensbuch ein Weg ist, die Kräfte der Seele zu entdecken und mit ihnen glücklich zu werden.

In meinem Lebensbuch gibt es alles Mögliche: ein schnittiges Auto, einen schönen Wald, sogar ein Fußballspiel – ich bin eben ein großer Fan. Es gibt auch eine sanfte hügelige Landschaft mit Weinbergen und netten Landvillen, das war für mich der Inbegriff der Ruhe und Geborgenheit.

Irgendwann haben wir Urlaub in der Toskana gemacht. Am Abend saßen wir auf einer Terrasse und schauten uns lange das Panorama an. Da sagte meine Frau plötzlich: „Das Bild ist doch in deinem Lebensbuch!“

Sie hatte recht. Ich war angekommen.

Schritt für Schritt

Zum Abschluss dieses Kapitels möchte ich mit Ihnen eine Übung machen. Es ist die gleiche Übung, die ich auch mit meinen Patienten in der Praxis mache. Sie ist ganz einfach, aber sehr effektiv.

Diese Übung lehrt Sie zu visualisieren. Es ist Ihr persönlicher Einstieg in eine neue Welt. In die Welt Ihrer Seele.

Nehmen Sie also ruhig Platz. Machen Sie es sich bequem, entspannen Sie sich.

1. Legen Sie die Hände ineinander auf Ihren Schoß. Nun schließen Sie die Augen.

2. Sie achten jetzt auf Ihren Atem, fokussieren Sie sich auf das Atmen. Spüren Sie, wie die Luft die Lungenflügel füllt? Und dann das Ausatmen, tun Sie es entspannt. Kontrollieren Sie dabei Ihre Muskulatur, sie soll locker sein, sich gut anfühlen, Sie nicht behindern. Bleiben Sie ein paar Minuten in diesem entspannten Zustand.

3. Nun sind Sie völlig entspannt. Das ist gut so. Ich möchte, dass Sie jetzt vor Ihrem geistigen Auge eine Leinwand erscheinen lassen. Wie im Kino. Auf dieser Leinwand wird nun ein Film ablaufen. Ihr Film.

4. Vor Ihrem geistigen Auge beginnt der Film, in dem Sie die Hauptrolle spielen. Ganz großes Kino. Sehen Sie, da sind Sie ja schon. Sie haben gute Laune. Sie lachen. Warum lachen Sie, warum sind Sie so ausgelassen? Weil Sie Ihr Ziel erreicht haben.

5. So sieht es also aus, so fühlt es sich an, glücklich zu sein. Diese freudige, strahlende Person auf der Riesenleinwand, das sind Sie. Wie ist Ihr Leben in diesem Film? Versuchen Sie, es herauszufinden.

6. Sie gehen joggen, lieber Leser. Sie laufen durch einen prächtigen, farbenfrohen Herbstwald. Die Luft ist frisch und erquickend. Sie atmen sie tief ein. Es ist ein sonniger Tag. Sie riechen die herrlichen Pflanzen. Sie sehen das helle, kräftige Licht. Die Sonne scheint durch die Bäume auf Ihr Gesicht. Sie fühlen sich großartig.

7. Szenenwechsel. Sie sind schlank, liebe Leserin. So schlank, dass Sie eine neue Jeans tragen können – Sie sehen einfach toll darin aus. Nun machen Sie einen Spaziergang durch die Innenstadt. Sie sind ausgelassen, Sie spüren Ihre Wirkung auf die Mitmenschen. Männer drehen sich nach Ihnen um. Sie genießen das.

8. Nun lasse ich Sie einen Moment allein. Ich gehe nicht weg, bleibe bei Ihnen, aber Sie sind mit sich und Ihrem Film allein. Genießen Sie ihn, schauen Sie, was Sie noch alles erleben. Fühlen Sie das Glück, eins zu sein mit sich und Ihrem Ziel.

9. Nun geht der Film langsam seinem Ende entgegen. Diese attraktive Person, die Sie sind, winkt Ihnen zum Abschied noch einmal zu. Sie spüren, wie angenehm es ist, so zu sein. Sie spüren, wie gut es Ihnen geht. Nun kommen Sie langsam wieder zurück ins Hier und Jetzt.

10. Bleiben Sie noch ein paar Minuten mit geschlossenen Augen sitzen und fokussieren sich noch einmal auf Ihren Atem. Spüren Sie ihn, spüren Sie, wie die Lunge sich mit Luft füllt und auch wieder leert.

11. Ihre Augen bleiben geschlossen. Ich zähle langsam bis fünf. Sie strecken dabei wohlig Arme und Beine. Vielleicht lächeln Sie jetzt. Eins, zwei, drei, vier und bei fünf öffnen Sie die Augen.

Wenn Sie diese Übung gemacht haben, werden Sie möglicherweise noch etwas benommen sein. Das ist nicht schlimm, es zeigt nur, dass

Sie sehr weit weg waren, dass Sie tief in Ihre Seele eingedrungen sind und dort eine Spur hinterlassen haben. Sie wissen ja, die Seele vergisst nichts.

Aber erwarten Sie bitte nicht, dass diese Visualisierungsübung gleich beim ersten Mal klappt. Das wäre, ehrlich gesagt, erstaunlich. Es kostet etwas Zeit.

Das häufigste Problem ist: Die Gedanken schweifen ab. Es gelingt Ihnen nicht, sich auf die inneren Bilder zu konzentrieren. Verlieren Sie bitte nicht die Geduld. Erzwingen Sie nichts. Das hat keinen Sinn.

Lassen Sie die Gedanken einfach ziehen, geben Sie nach, anstatt sich innerlich zu versteifen.

Ich kann Ihnen nur raten: Probieren Sie es mehrmals. Es gibt bei dieser Visualisierungsübung kein Richtig und kein Falsch. Diese Übung soll Sie nicht stressen, Sie soll Ihnen Spaß machen.

Mit dem Abnehmen ist es ganz genauso: Haben Sie Freude am Prozess der Veränderung, genießen Sie den Weg.

Ich mache jeden Morgen eine ähnliche Entspannungsübung. Und glauben Sie mir: Das ist längst kein Pflichtprogramm mehr.

Im Gegenteil: So beginnt für mich ein guter Tag.

Sie brauchen keine Diät

Es gibt Tausende von Diäten. Modediäten, Superdiäten und Außenseiterdiäten. Manche probieren es mit der Kohlsuppendiät, andere hoffen, im Schlaf schlank zu werden, oder sie glauben fest an die Eierdiät.

50 Prozent aller Frauen und 25 Prozent aller Männer haben schon mal eine Diät gemacht. Die meisten Menschen mit Übergewicht schwören auf ihre Erfolgsdiät – und sei sie noch so abenteuerlich.

Aber kaum jemand weiß, was eine Diät überhaupt ist.

Wie funktionieren Diäten? Was machen sie mit dem Körper? Was machen sie mit der Seele? Vor allem: Brauchen wir überhaupt Diäten?

Der Begriff „Diät" kommt aus dem Griechischen, „diaita" bedeutet so viel wie Lebensform oder Lebensweise. Heute wird der Begriff Diät jedoch anders verwendet – im Sinne von einer vorübergehenden Einschränkung oder Veränderung der Nahrungsaufnahme.

Die Griechen hatten offenbar eine völlig andere Auffassung von Diät. Sie dachten an etwas Langfristiges, wohl auch Tiefgehendes. Es ging ihnen nicht um schnelle Resultate durch Nahrungsreduktion. Die Griechen hatten das ganze Leben im Blick.

Diät hieß also, ein gesundes Leben zu führen – und zwar immer.

Wenn wir heute von Diät reden, sind damit meist mehr oder weniger gesunde, mehr oder weniger Erfolg versprechende, meist aber ziemlich sinnlose, im schlimmsten Fall gefährliche Methoden gemeint, so schnell wie möglich Körpergewicht zu verlieren.

Diäten bewirken manchmal Gewichtsreduktionen, manchmal nicht. Meistens passiert das Gegenteil – auch wenn das jetzt etwas absurd klingt. Auf lange Sicht führen die gängigen Diäten dazu, dass der Dicke sich eine ganze Weile quält und Körper und Geist an den Rand des Zusammenbruchs bringt. Unterm Strich aber hat er wieder zugelegt.

Das ist nun mal die Realität. Die meisten Diäten – ich fürchte, ich muss sagen: alle – haben den entscheidenden Nachteil, dass sie den Dicken zu dramatischen Eingriffen in sein Ernährungsverhalten zwingen, aber nichts an der Haltung, der Lebensführung, nichts an den den Pfunden zugrunde liegenden Problemen ändern.

Deshalb sind Diäten zum Scheitern verurteilt.

Deprimierend! Schließlich haben Sie sich jahrelang freiwillig unter die Kuratel irgendwelcher Diätpäpste begeben. In der Hoffnung, die würden Sie von dem Fett befreien, unter dem Sie leiden. Sie haben erhebliche Einschränkungen Ihres Lebens in Kauf genommen, haben gelitten, sind manchmal sogar über sich selbst hinausgewachsen. Aber gebracht hat das alles nichts. Außer noch mehr Frust.

Die meisten Diäten sind ja nicht nur ein Reinfall, was die Bilanz der Pfunde angeht. Der Dicke hat nach dem erfolglosen Ringen und dem Blick auf die Waage das Gefühl, dass es an ihm liegen muss. Er gibt sich selbst die Schuld für den Misserfolg. Alle anderen verzeichnen angeblich Riesenerfolge mit ihren hippen Diäten. Nur ich nehme nach jeder Diät wieder ein bisschen mehr zu, sagt sich der arme Patient. Im Grunde bin ich ein Versager. Ein Loser.

So kommt es, dass eine Diät, die eigentlich durchgestanden wurde, um das Lebensgefühl zu steigern, indem sie den Körper leichter machen, ihn von einer Last befreien sollte, das Gegenteil bewirkt: Der Betroffene ist frustriert.

Und nun?

Fangen wir also von vorne an – und machen es diesmal richtig.

Abnehmen ist keine Kurzstrecke.

Was Dicke über Jahre hinweg über ihr Normalgewicht hinaus zugenommen haben, können sie nicht in zwei Wochen runterkriegen. Auch nicht durch die radikalste Diät. Klar – man kann auch schnell beachtliche Erfolge auf der Waage erzielen. Aber die sind eben nur von kurzer Dauer.

Es hat also keinen Sinn, mal zu „diäten“, wie das heute so schick heißt. Dahinter steckt ein grundsätzlicher Denkfehler. Es geht nicht um schnelle Korrekturen. Es geht um ein tiefes und nachhaltiges Eingreifen in den Alltag und in die Seele eines Menschen. Wenn eine Maßnahme nicht an die Ursachen heranreicht, muss sie scheitern.

Durch diese Halbherzigkeit wird eine verhängnisvolle Abwärtsspirale in Gang gesetzt. Der Dicke fühlt sich unwohl in seiner Haut. Er ringt sich zu einer Diät durch. Er mobilisiert seine ganze Willenskraft und hält die Diät ein – ein paar Tage, höchstens ein paar Wochen. Er sieht einen bescheidenen Erfolg – auf der Waage. Dann wieder der alte Lebensstil – und nach kurzer Zeit wiegt er wieder so viel wie vor der Diät, in aller Regel sogar mehr als zuvor. Dann erinnert er sich an sein kurzes Erfolgserlebnis beim Wiegen am Schluss der Diät. Also nimmt er seinen ganzen Mut zusammen und versucht es erneut. Die nächste Diät. Derselbe Verlauf. Nur sind es diesmal wenige Wochen nach Ende der Diät noch mehr Kilo zusätzlich. Und noch mehr Frust. Im schlimmsten Fall geht es immer so weiter. Von Diät zu Diät. Von Misserfolg zu Misserfolg. Von Kränkung zu Kränkung. Von Gewichtszunahme zu Gewichtszunahme.

In den USA leben viele Frauen in permanenter Diät. Bei uns haben 25,9 Prozent seit Jahren Erfahrungen mit Hungerkuren. Neueste Zahlen sagen sogar: Jede vierte deutsche Frau macht ständig eine Diät.

Von einer Diät surfen sie zur nächsten. Ein Leben im Notstand. Und warum das alles? Weil sie falschen Versprechungen aufgesessen sind. Sie glauben an Propheten, die ihnen das schnelle und problemlose Abnehmen versprechen. Das ist ein Fehler. Zum Abnehmen gehört mehr als Nahrungsreduktion. Wer abnehmen will, muss nicht nur den Körper, er muss auch die Seele behandeln. Das geht nicht in 24-Stunden-, nicht mal in Zwei-Wochen-Kuren. Das Abnehmen ist komplex. Das Abnehmen ist eine Kunst.

Die Kunst des Abnehmens

Im Zusammenhang mit Diäten interessieren zunächst nur zwei Komponenten des menschlichen Körpers: Fett und Muskeln.

Der Dicke hat zu viel Fett angesetzt. Der Körper hat aber, wenn ihm weniger Energie zur Verfügung steht, die Tendenz, eher Muskeln abzubauen als Fett. Er hängt am Fett, das gibt er so leicht nicht her. Bevor er sich vom Fett trennt, verzichtet er lieber auf ein paar Muskeln.

Das ist fatal. Denn die Muskeln werden dazu gebraucht, Fett abzubauen. Sie bewegen sich unentwegt, sie verbrauchen unentwegt Energie – und die kommt aus den Fettzellen. Also sind die Muskeln die großen Fettverbraucher im Körper. Sie verbrennen Fett, wie ein Ofen Holz verbrennt, um Wärme im Zimmer zu erzeugen.

Wenn nun Muskeln durch eine Diät abgebaut werden, kann der Körper auch nicht mehr so viel Fett verbrennen wie früher – als er noch über genug Muskeln verfügte. Muskeln bestehen zu 70–80 Prozent aus Wasser und nur zu 20 Prozent aus Proteinen – also Eiweißen. Sie sind schwer. Schwerer als andere Bestandteile des Körpers. Deshalb schlagen sie beim Abnehmen auch so schnell und so eindrucksvoll zu Buche. Wer Muskeln verliert, macht auf der Waage eine gute Figur, aber nur auf der Waage.

Die Muskeln, die bei der letzten spektakulären Diät abgebaut wurden, fehlen anschließend: Sie können kein Fett mehr abbauen. Das heißt, es bleibt mehr Fett im Körper erhalten.

Es geht beim Abnehmen also nicht allein darum, Gewicht zu reduzieren. Es ist wichtig, WAS man abnimmt.

Bei den meisten Holzhammerdiäten wird im ersten Elan vor allem Muskelgewebe abgebaut. Für die Diätverfechter hat das den Vorteil, dass schnell Erfolge sichtbar werden. Doch der Dicke hat, was das Fettgewebe angeht, keinen Vorteil erwirtschaftet, sondern sich einen entscheidenden Nachteil eingehandelt: Anstatt dass Fett verschwunden wäre, wurden Muskeln abgebaut – und damit ist die Chance geschwunden, dass es wirklich einmal gelingen könnte, die schädlichen Fettzellen zu reduzieren.

Aber wie lässt sich verhindern, dass Muskeln abgebaut werden?

Es gilt – trotz aller Diätvorschriften –, nicht zu versäumen, die Nährstoffe aufzunehmen, die für den Muskelaufbau verantwortlich sind. Nun werden viele sagen: Muskeln bekommt man vom Sport. Das stimmt sogar. Nur reicht das nicht aus. Der Körper braucht bestimmte Stoffe zum Muskelaufbau, sonst nutzt das ganze Krafttraining nichts.

Muskeln werden durch Eiweiße aufgebaut. Ohne Eiweiße keine Muskeln. Also muss ich Eiweiße zu mir nehmen, wenn ich auf meine Muskeln bedacht bin. Die Eiweiße sorgen dafür, dass der Körper nicht voreilig die Muskeln angreift, wenn ihm Engpässe in der Nahrungsbilanz drohen. Wer abnehmen will, muss essen; wer hungert, nimmt zu.

Wenn ich auf Anweisung einer einseitigen Diät meine Nahrungszufuhr drastisch einschränke, bekommt mein Körper keine Eiweiße und ich baue Muskeln ab. Ergo werden weniger Fettzellen verbrannt – und ich nehme zu.

Das ist verwirrend. Aber unser Körper ist eben keine plumpe Maschine, sondern ein kompliziertes und vielschichtiges Wunderwerk.

Nun ein Blick auf die Nährstoffe: Kohlenhydrate, Eiweiße, Fette. Sie finden diese drei Gruppen auf jeder Nährwerttabelle bei Lebensmitteln. Es sind die Grundbausteine der Ernährung, die sogenannten Makronährstoffe. Beim Abnehmen soll Fett reduziert werden – also müssen Sie darauf achten, genug Eiweiße zu sich zu nehmen, damit auch Muskeln da sind, die Fett verbrennen können.

Alles andere ist erst einmal zweitrangig. Egal bei welcher Diät. Ohne Eiweiße läuft nichts bzw. es läuft schief ohne Eiweiße. Wer etwas anderes zum Thema Diät behauptet, hat entweder keine Ahnung – oder er betreibt ganz bewusst Augenwischerei. Die letzte Gruppe ist die größte unter den selbst ernannten Diätpäpsten.

Im Diätfieber

Ein typischer Diättag könnte wie folgt aussehen: Zum Frühstück gibt es Knäckebrot mit Margarine und Marmelade. Nebenbei gesagt: Margarine hat den Ruf, gesund zu sein, ist es aber nicht. Warum, das erzähle ich Ihnen später. Butter hingegen ist ein natürliches, gesundes Lebensmittel. Dazu gibt es Kaffee oder Tee, oft sogar mit Zucker. Eventuell wird noch ein Glas Orangensaft getrunken. Zwischendurch Obst oder ein Fruchtjoghurt mit 0,1 Prozent Fett, aber vielen künstlichen Aromen und Zucker. Mittags nur einen kleinen Salat mit Dressing aus der Tüte, das natürlich wieder künstliche Aromen und Zucker enthält, ein Baguettebrot und ein Glas Apfelsaftschorle. Und abends wieder Knäckebrot mit Magerquark und dazu einen Tee.

Diese Diät hat zwei dramatische Folgen:

1. Der Dicke leidet ständig unter Hunger.

2. Die Ernährung ist einseitig: Die Diät meidet Fette wie der Teufel das Weihwasser. Aber Kohlenhydraten gegenüber zeigt sie sich nachgiebig, manchmal sogar großzügig. Das heißt, der Diätpatient nimmt Kohlenhydrate im Übermaß zu sich.

Kohlenhydrate sind aber alles andere als erfolgreiche Mitstreiter beim Abnehmen: Sie steigern den Fettaufbau im Körper und blockieren den Fettabbau der Zellen.

Sehen wir uns einmal an, wie die Diät bei Frau Maier abläuft: Frau Maier wiegt aktuell 110 Kilo. Die 50-Jährige will das nicht länger hinnehmen – auch sie muss unter den üblichen Begleiterscheinungen der Adipositas leiden. Also sucht sie sich eine geeignete Reduktionsdiät. Die von Frau Maier ist ziemlich effektiv – zumindest sieht es zunächst so aus.

Frau Maier ist eine willensstarke Person – das muss sie auch sein als Abteilungsleiterin in einem Kaufhaus und als Mutter von vier Kindern, die nicht immer einfach sind und ordentlich stressen. Sie entscheidet sich also für eine ziemlich strenge Reduktion von Fetten und eine etwas weniger strengen Reduktion von Kohlenhydraten.

Eine gestandene Frau wie Frau Maier steht so etwas auch durch. Nach zwei Wochen eiserner Diät hat sie fünf Kilo abgenommen, sie wiegt jetzt also 105 Kilo, was ein unbestreitbarer Erfolg ist und Frau Maier stolz macht. Fünf Kilo in zwei Wochen – das ist doch was, oder?

Fünf Kilo ist sogar eine ganze Menge. Nur – was hat denn die eifrige Frau Maier abgenommen? Das weiß sie ja nicht, sie sieht nur die Zahl auf der Waage und könnte weinen vor Glück.

Mit ihrer strengen Reduktionsdiät hat die Patientin ihren Körper 14 Tage lang mächtig unter Druck gesetzt: Er bekam nicht das, was er wollte und was er gewöhnt war. Also musste er Substanz aufgeben. Er hat sich für Muskeln entschieden. Das Fett möchte er sich bewahren, wer weiß, was für schlimme Zeiten noch kommen; wenn Frau Maier weiter so mit ihm umspringt, braucht er womöglich das Fett dringend als Kraftreserve.

Frau Maier hat also vor allem Muskeln abgenommen. Das sagt ihr die Waage aber nicht. Sie bekommt es dennoch zu spüren, als sie wieder normal isst, denn sie nimmt in kurzer Zeit kräftig zu. Kein Wunder, denn durch die eiweißarme Diät hat ihr Körper vor allem Muskeln abgebaut und die fehlen ihm jetzt, um das Fett zu verbrennen. Der Körper von Frau Maier hat also nun genau genommen mehr Fett als vor der Diät, zumindest in Relation zur Muskulatur. Es dauert nicht lange, da hat sie die schönen Pfunde, die sie sich durch die Diät mühsam abgerungen hat, wieder drauf – und nach vier Wochen ist es sogar noch ein Kilo mehr als vorher: Sie wiegt also jetzt 111 Kilo, obwohl sie nicht mehr isst als früher auch.

Sie wissen bereits warum: Die verlorenen Muskeln fehlen bei der Fettverbrennung.

Die Stimmung ist schlecht im Haus der Familie Maier, diesmal haben sogar die sonst so anstrengenden Kinder nicht viel zu lachen.

Doch Frau Maier wäre nicht Frau Maier, wenn sie nicht erneut die Initiative ergreifen würde. Sie erinnert sich an den schönen Morgen kurz nach der Diät, als sie sich auf die Waage stellte und die das traumhafte Gewicht von nur 105 Kilo anzeigte. Es hat also funktioniert. Die Diät war nicht schlecht. Danach scheint etwas schiefgelaufen zu sein. Also wagt Frau Maier, die Unermüdliche, einen neuen Anlauf. Diesmal aber mit einer anderen Diät, vielleicht hat die ja einen anhaltenden Effekt.

Frau Maier hat so viel Gutes von dieser Kohlsuppendiät gehört. Kohlsuppe schmeckt zwar nicht, aber sie scheint wahre Wunder zu bewirken. Der Vorteil ist: Man kann von der Suppe so viel essen, wie man will. Das ist doch was ganz anderes als diese strenge Reduktionsdiät, die eigentlich gar nichts mehr erlaubte.

Nächste Runde. Frau Maier erfreut sich 14 Tage an nichts anderem als an einer schalen und zudem noch blähenden Kohlsuppe. Sie zieht das durch. Danach hat sie – welch ein Jubel! – wieder abgenommen. Die Freude ist groß.

Und es sind wieder die Muskeln, die herhalten mussten. Die Kohlsuppendiät erlaubt keine Eiweiße, also wird Muskelmasse reduziert. Frau Maier hat jetzt weniger davon als nach der ersten Diät – genau genommen sogar weniger als vor der ersten Diät. Natürlich geht auch etwas Fett verloren. Aber das wahre Verhältnis von Fett und Muskeln sieht Frau Maier wieder nicht, als sie auf die Waage steigt.

Sie ahnen es schon: Als Frau Maier wieder normal isst, schnellt der Zeiger der Waage in die Höhe. Bald ist sie bei 112 Kilo. Und noch frustrierter als nach der ersten Diät. Aber keine Angst. Eine Frau wie Frau Maier fängt sich wieder und macht sich an die dritte Diät. Und an die vierte und die fünfte. Nach jeder Diät sind es wieder ein, zwei Kilo mehr, sodass sie nach unzähligen Diäten zwar völlig entnervt, das Fett aber nicht weniger, sondern noch mehr geworden ist.

Was Frau Maier hier durchmacht, ist eine bekannte Erscheinung. Gemeinhin spricht man vom Jo-Jo-Effekt. Allerdings glauben viele, mit Jo-Jo-Effekt sei gemeint, dass der Dicke nach einer Diät in kurzer Zeit wieder all die Kilos auf den Rippen hat, die er vorher mühsam abgenommen hat. Wie der Fall Maier zeigt, ist es viel dramatischer: Die Diäten führen nicht nur dazu, dass man nach der Diät ebenso viel wiegt wie vor der Diät, was schon ärgerlich genug wäre. Tatsächlich kommen mit jeder Diät noch ein paar Kilo dazu.

Der Dicke wird also immer dicker. Durch seine Diäten.

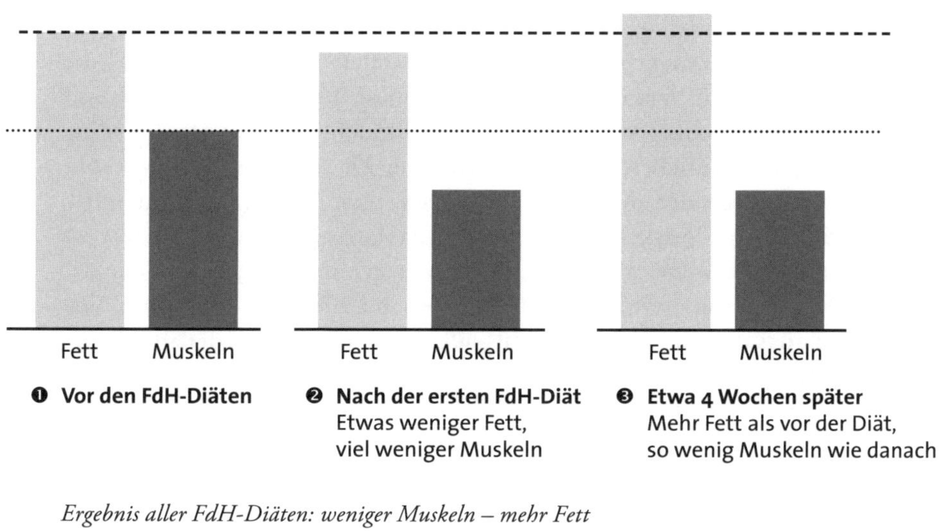

Ergebnis aller FdH-Diäten: weniger Muskeln – mehr Fett

Warum alle Diäten FdH-Diäten sind

Die Designer, die Diäten entwickeln und verkaufen wollen, wissen sehr genau, was sie den Medien bieten müssen. Es geht um schnell sichtbare Erfolge. Deshalb brauchen sie Handlungsanweisungen, die den Körper dazu bringen, so schnell wie möglich Gewicht zu verlieren.

Über die physiologischen Voraussetzungen habe ich schon gesprochen: Die Muskulatur ist der Bereich des Körpers, der am meisten wiegt. Durch ihren Wasseranteil von fast 80 Prozent verliert der Körper rein rechnerisch schnell an Gewicht, wenn man ihn zwingt, Muskeln abzubauen. Nun muss man dafür nicht allzu viel Aufwand betreiben, denn der Körper tendiert dazu, zuerst Muskeln abzubauen, bevor er sich an das für seine Krisenwirtschaft „wertvollere" Fettgewebe macht.

Dem tragen die meisten Diäten Rechnung. Es handelt sich um Nahrungsreduktionen, die auf Kohlenhydrate setzen – alles andere wird weitgehend ausgeblendet.

Aber die Kohlenhydrate sättigen am schlechtesten. Das heißt, bei den Kohlenhydratdiäten bekommt der Esser immer wieder und immer schneller Hunger und muss erneut essen. Die anderen Nährstoffe – also vor allem Fett und Eiweiß – werden ihm vorenthalten. Das heißt, es fehlen wichtige Aufbaustoffe für die Muskeln.

Normalerweise würden in einer solchen „Mangelsituation" die Eiweiße dafür sorgen, dass die verlorene Muskelmasse schnellstens wieder aufgebaut wird – schließlich braucht der Körper die Muskeln, sie erfüllen wichtige Funktionen. Da aber durch das besondere Design der Wunderdiäten das Eiweiß ausgeklammert wird, können die Muskeln nicht mehr ersetzt werden. Im Gegensatz zu dem Fettgewebe, von dem sowieso nur ein geringer Teil bei der Diät abgebaut wird und das sich bei der Rückkehr zur normalen Ernährung schnell wieder aufbaut. Wie wir gesehen haben. Sogar mehr als vor der Diät.

Das Resultat sehe ich tagtäglich in meiner Praxis. Die Körper der Patienten, die jahrelang versucht haben, mit den verschiedenen Diäten ihr Gewicht zu reduzieren, sehen alle ziemlich ähnlich aus. Diese Menschen wirken schwammig, ihrem Gewebe fehlt der Halt – kein

Wunder, sie haben bei den zahlreichen Diätrunden einen Teil ihrer Muskulatur verloren. Sie sind fetter – und das meine ich wortwörtlich – als früher und fühlen sich schlapp, das sieht man schon an ihrer Haltung.

Auch das hängt mit dem Defizit an Muskeln zusammen. Muskeln sind kleine Kraftwerke, sie sorgen für Bewegung, für Aktivität, für Lebensfreude. Muskeln schenken dem Menschen Energie. Wenn sie fehlen, wird er schlapp und antriebslos. Er verliert seine Haltung, er hängt sozusagen in den Seilen.

Und dafür all die Anstrengungen, der Verzicht, die Disziplin. Ein Jammer, was die Diäten aus den Menschen machen. Und damit meine ich alle Diäten, denn sie basieren alle auf dem Reduktionsprinzip: Lass das weg, rühr das nicht an, von dem ab jetzt nur noch die Hälfte!

Im Grunde sind alle gängigen Diäten FdH-Diäten.

Das war über Jahrzehnte die deutsche Wunderformel fürs Abnehmen: Friss die Hälfte! FdH. Damit kann man heute keinen Hund mehr hinterm Ofen hervorlocken – aber das Prinzip ist erhalten geblieben. Es gibt keine Diät, die nicht nach dem plumpen Reduktionsprinzip funktioniert: „Iss einfach insgesamt weniger, dann wirst du schon irgendwie abnehmen!" Was dabei herauskommt, haben wir gesehen.

Klar, es gibt auch Diäten, die anders funktionieren. Zum Beispiel die sogenannten Außenseiterdiäten. Dabei handelt es sich um Konzepte, die durch eine radikale Idee überzeugen wollen. Es gibt eine Wattediät, die auf dem Gedanken beruht, dass Watte im Magen aufquillt und dann eine Sättigung vorherrschen könnte. Könnte.

Oder die Zigarettendiät. Sie werden es nicht glauben – aber auch die gibt es.

Es gibt viele solcher mehr oder weniger irrer Konzepte. Ich fürchte, die meisten davon führen zu gar nichts – außer zu Verstopfung oder dem Gegenteil davon. Und alle sind sie gefährlich.

Wenn ich von einer neuen Außenseiterdiät höre, frage ich mich: Wie verzweifelt müssen Menschen sein, wenn sie auf einen solchen Humbug hereinfallen und sich von einer Watte- oder Zigarettendiät Hilfe erhoffen. Unter diesem Aspekt gesehen, kann man verschiedene

Diätkonzepte nicht mehr ganz so komisch finden. Sie sind Teil der großen Tragödie.

Aber nicht nur Außenseiterdiäten richten Schaden an. Das tun auch ganz seriös auftretende Allerweltsdiäten – solange sie nach dem FdH-Prinzip aufgebaut sind.

Diese Reduktionen sorgen ja nicht nur dafür, dass der Körper an der falschen Stelle Gewebe abbaut. Sie führen durch ihr undifferenziertes Sparkonzept auch dazu, dass dem Organismus andere wichtige Nährstoffe nicht mehr ausreichend zugeführt werden.

Sehr drastisch zeigt sich das bei den Vitaminen.

Das Wort kommt aus dem Lateinischen, „vita" bedeutet Leben. Es handelt sich also um lebenswichtige Stoffe. Dummerweise kann der Körper die Stoffe nicht selbst herstellen. Er muss sie also in bedarfsdeckenden Mengen mit der Nahrung zu sich nehmen. Und da haben wir schon das Problem. Wer „diätet", nimmt weniger Nährstoffe zu sich als gewöhnlich. Der Körper bekommt deshalb auch weniger Vitamine.

Nun sind wir Deutschen trotz allem Gerede, das um vitaminreiche Nahrungsmittel etwa in der Werbung gemacht wird, nicht gut mit Vitaminen versorgt. Wahrscheinlich hängt das damit zusammen, dass zwar viele wissen, wie gesund Vitamine sind, sich aber kaum jemand in seiner praktischen Lebensführung darum kümmert. Auf jeden Fall haben die meisten von uns auch schon ohne Diäten einen Vitaminmangel.

Dabei braucht der Mensch Vitamine ganz dringend. Ohne sie gibt es keinen geregelten Stoffwechsel. Vitamine steuern die Verwertung und den Abbau von Nährstoffen wie Kohlenhydrate und Eiweiße. Ebenso wichtig sind sie für unsere Abwehrkräfte – wer zu wenige Vitamine zu sich nimmt, hat ständig irgendwelche Infektionskrankheiten. Der Mensch braucht Vitamine aber auch beim Zellaufbau. Die Vitamine sorgen für gute Knochen und Zähne. Und sie tun vieles andere mehr.

Während einer Diät bekommt der Körper noch weniger Vitamine. Der ohnehin vorhandene Vitaminmangel wird dramatisch verstärkt. Bei einer echten FdH-Diät bekommt der Organismus um die Hälfte weniger Vitamine. Schauen Sie sich mal das Ernährungsprotokoll eines Dicken an, der gerade eine Diät macht. Da bleiben höchstens eine Banane oder ein Apfel am Tag als Vitaminträger übrig. Das reicht beileibe nicht aus.

Vitamine wirken auf entscheidende Weise auf unsere Zellen ein. Die Zelle ist wie ein kompliziertes Uhrwerk. Da gibt es lauter kleine, filigrane Zahnräder, die präzise ineinandergreifen müssen, damit der Betrieb funktioniert. Dazu braucht es eine effektive Unterstützung – und die leisten die Vitamine. Sie koordinieren die Uhrwerke, sie halten die Zahnräder zusammen und kümmern sich um das feine Zusammenspiel der verschiedenen Stoffwechselkreisläufe in der Zelle.

Wenn nun die Vitaminzufuhr eingeschränkt ist, bleibt diese unterstützende Funktion für die Tätigkeit der Zellen aus. Der Stoffwechsel funktioniert nicht mehr richtig, er läuft nur noch auf Sparflamme – da die Zellen keine optimale Leistung im Zusammenspiel mehr bringen können.

Das hat Folgen für den ganzen Menschen. Ihm fehlt die Tatkraft, er wird immer müder. Dann kommt eine erhöhte Anfälligkeit für Infektionen dazu, Stimmungsschwankungen und eine sich stetig steigernde Reizbarkeit.

Die richtige Ernährung ist eine wesentliche Grundlage für unser Leben. Für die Gesundheit und sogar für unser Glück. Vitamine spielen dabei eine wichtige Rolle.

Zu einer guten Ernährung gehört auch ein gutes Verhältnis zum Essen – oder zur Nahrungsaufnahme, wenn man es ganz biologisch formulieren will. Das Essen ist etwas Lebenswichtiges. Essen ist etwas Positives. Es macht glücklich, es bereitet Spaß.

Das Essen ist nicht Ihr Feind. Es soll beim Essen nicht darum gehen, zu kämpfen, sich zu disziplinieren. Wer sich gut, gesund und lecker ernährt, hat Spaß am Essen – und am Leben.

Sie können also abnehmen und dennoch Spaß am Essen haben.

Essen hat etwas mit Kultur, Stil, Geselligkeit, ja auch mit Gemütlichkeit zu tun. Essen – und auch Kochen – ist etwas Kreatives. Es bereichert das Leben jedes Einzelnen und das der Gemeinschaft. Gutes Essen ist Ihr Freund.

Für Diäten aber ist Essen der Feind. Die Ernährung ist ein Krieg, ein bitterer Stellungskrieg. Das ist der Hauptfehler der Diäten.

Sie brauchen also keine Diäten. Sie brauchen etwas anderes, etwas, das Ihnen guttut. Eine neue Balance. Sie brauchen eine dauerhafte Umstellung Ihrer Ernährung und Ihrer Lebensweise.

Sie brauchen eine positive Einstellung. Zu sich, zu Ihrem Körper, zu Ihrer Seele, zu Ihrer Ernährung.

Ultima Ratio?

Wenn Diäten nicht helfen, wird zu härteren Maßnahmen gegriffen. Früher waren es die Magenbänder, die den Mageneingang verengten – eine OP-Technik, die kaum noch angewandt wird, weil sie sich nicht bewährt hat.

Dafür steht heute die Magenverkleinerung hoch im Kurs. Dieser rabiate chirurgische Eingriff wird gerne als Ultima Ratio gehandelt – also als allerletztes Hilfsmittel, wenn alle anderen Therapien versagt haben. In den USA ist dieses vermeintliche „allerletzte Hilfsmittel" zu einem der am häufigsten praktizierten chirurgischen Eingriffe überhaupt avanciert – in Deutschland lassen sich pro Jahr momentan 6000 Patienten den Magen verkleinern. Tendenz steigend.

Bei uns wird die operative Magenverkleinerung schon an mittleren Kliniken vorgenommen. Das ist immer ein Zeichen dafür, dass eine medizinische Technik zu einem Riesengeschäft geworden und sehr weit verbreitet ist.

Was die Magenverkleinerung für viele Menschen interessant macht, ist die Erfolgsrate, die 100 Prozent beträgt. Das heißt: Jeder, der diese Operation vornehmen lässt, nimmt auch ab. Das konnte bisher keine Diät von sich behaupten.

Ich finde, es ist höchste Zeit, in diesem Zusammenhang ein paar Dinge zurechtzurücken.

Die Magenverkleinerung ist eine irreversible Operation. Wenn Sie sich dazu entschlossen haben, werden Sie Ihr ganzes weiteres Leben mit einem verkleinerten Magen verbringen müssen. Das sollte man sich unbedingt vor Augen führen. Sie haben dann natürlich auch ein Leben lang mit den unangenehmen Folgen dieses Eingriffes zu kämpfen. Und die sind nicht unerheblich.

Um keinen Defätismus aufkommen zu lassen: Jeder Mensch kann abnehmen. Am ehesten durch die Umstellung der Ernährung, seiner Lebensweise und seiner inneren Haltung.

Das Ganze ist eine sensible Angelegenheit. Das Letzte, was man da braucht, ist das Skalpell. Aber folgen Sie mir dennoch in den OP-Saal! Ich will Ihnen zeigen, was da genau gemacht wird, wenn es um die vermeintliche Ultima Ratio „Magenverkleinerung" geht.

Der Magen ist ein lebenswichtiges Organ – jedes Kind weiß das. Die Form des Magens gleicht einer Bohne – oder einer Banane. Nun wird nicht einfach ein Stück weggeschnitten. Nein, der Chirurg macht einen Längsschnitt durch das Organ. Durch ein Organ, das wir dringend brauchen und das lebenswichtige Funktionen erfüllt. Eigentlich eine ziemlich mittelalterliche Methode, oder? Offensichtlich stört sich kaum jemand daran.

Das Skalpell vollführt also einen tollkühnen Längsschnitt – von oben nach unten. Wir haben dann eine halbe Banane. Nach der OP verfügt der Patient nur noch über die Hälfte seines Magens.

Klar, Nahrung aufnehmen und vorverdauen, das kann auch der halbe Magen. Nur nicht mehr so viel Nahrung. Aber das wollte der Operateur ja erreichen.

Also, alles in bester Ordnung?

Mitnichten. Der Magen hat außer seinem Anteil an der Verdauung noch eine ganze Reihe anderer Aufgaben. Zum Beispiel ist die Magenschleimhaut an der Hormonproduktion beteiligt. Sie produziert wertvolle Botenstoffe, ohne die unser Körper nur unzureichend funktioniert.

Nehmen wir ein Hormon, das im Magen produziert wird: das Ghrelin.

Haben Sie schon von diesem Hormon gehört? Wahrscheinlich nicht. Aber vom Segen der Magenverkleinerung hat jeder schon einmal gehört.

Ich bin der festen Überzeugung, dass alles, was die Natur in Jahrmillionen mühevoll eingerichtet hat, einen Sinn hat und optimal funktioniert. Auch der Magen. Er hat sich bewährt. Und nun wird er einfach der Länge nach durchgeschnitten und soll mit einer Hälfte arbeiten. Ist das nicht absurd?

Ghrelin reguliert den Appetit, aber nicht nur; das Hormon hat noch andere Aufgaben. Es sorgt für eine positive Grundstimmung und schützt möglicherweise vor Demenz. Ghrelin wird aber nach der Amputation einer Magenhälfte in deutlich geringerem Maß ausgeschüttet.

Was passiert nun? Die Stimmung wird schlecht, der Patient fühlt sich antriebslos und ohne festes Ziel. Untersuchungen haben gezeigt, dass unter Patienten, die sich einer Magenverkleinerung unterzogen haben, die Bereitschaft, sich das Leben zu nehmen, um etwa 300 Prozent steigt. Unter älteren Männern führt die künstliche Verkleinerung des Magens bei 13 Prozent innerhalb eines Jahres zum Tod – sie sterben nicht immer durch Suizid, häufig auch an den Folgen der OP.

Auch die geistige Fitness leidet unter der verringerten Ghrelinproduktion. Das bedeutet: Die Wahrscheinlichkeit einer Demenz nimmt unter Magenverkleinerungspatienten zu.

Natürlich sind diese Zusammenhänge nicht unentdeckt geblieben. Es gibt Studien darüber. Aber seltsamerweise wird über diese warnenden Untersuchungen kaum gesprochen. Zudem ist die wissenschaftliche Datenlage in diesem Bereich dünn. Die meisten Studien, die gerne zitiert werden, weil sie die Risiken herunterspielen, gehorchen kaum wissenschaftlichen Kriterien wie zum Beispiel der Randomisierung und der Verblindung.

Randomisierung bedeutet: Ich wähle meine Probanden nach dem Zufallsprinzip aus. Das geschieht bei der Magenverkleinerung nicht. Die Fälle, die berücksichtigt werden, sind meistens Patienten ohne große Risiken. Also sieht das Resultat gut aus – für die Verfechter der Magenverkleinerung. Verblindung heißt bei Medikamententests, dass die Probanden und die Therapeuten nicht wissen, wer ein Verum, also das zu testende Medikament, und wer ein Placebo bekommt. Das geht bei der Magenverkleinerung schlecht. Deshalb sind die Testergebnisse verfälscht, sie klingen positiver, als sie eigentlich klingen müssten.

Bei den Magenbändern war es so, dass aufgrund der Verkleinerung des Mageneingangs weniger Nahrung in den Magen gelangte.

Die Patienten haben diese Schranke aber überlistet, indem sie flüssige Nahrung zu sich genommen haben, die das enge Loch passieren konnte.

Nun stellt sich die Frage, wieso unterzieht sich ein Dicker dieser martialischen Operation und versucht dann nachher, das eingesetzte Magenband zu umgehen? Die Antwort kann nur heißen: Weil Fettleibigkeit eben kein ausschließlich körperliches Phänomen ist, das durch eine Manipulation des Magens zu beheben wäre.

Vor diesem Hintergrund ist es gefährlich, adipositaskranke Menschen mit chirurgischen Eingriffen heilen zu wollen. Diese Techniken sprengen nur den Panzer. Die Betroffenen bleiben mit den psychoemotionalen Ursachen des Dickseins allein.

Allerdings gibt es Extremfälle, in denen der Medizin kein anderer Ausweg bleibt als das Skalpell. Wenn ein Patient mit 250 oder 300 Kilo an seinem Fett zu ersticken droht, muss man handeln. Nötigenfalls muss eine OP vorgenommen werden – trotz der enormen Risiken bei dicken Menschen.

Aber man darf den Menschen danach nicht mit seinem verkleinerten Magen alleinlassen. Man muss sich um die Ursachen seiner Misere kümmern. Das geht nicht im OP-Saal, das geht nur langfristig und mit Geduld. Zumal mit den extrem Dicken ausgerechnet die Personengruppe mit dem Messer behandelt wird, die ganz sicher eine seelische Therapie benötigt.

Schnitt ins Leben

Guido, ein junger Mann, Ende zwanzig, ist kein Patient von mir – aber ich kenne seine Familie. Der Berufskraftfahrer brachte viel zu viel auf die Waage und litt darunter so enorm, dass er sich zu einer Magenverkleinerung entschloss, nachdem alle Diäten nichts brachten. Guidos Arbeitgeber hatte ihm die Kündigung angedroht, weil er mehr krank war, als er arbeitete, und weil er einen ziemlich verwahrlosten Eindruck machte. Das gab wohl den Ausschlag.

Die OP erbrachte nach wenigen Monaten eine Gewichtsabnahme von 40 Kilo. 40 Kilo, die Guido mit Diäten niemals geschafft hätte. Ein Erfolg?

Leider nicht. Obwohl es zu Anfang gut aussah. Guido veränderte sein Äußeres, trieb ein bisschen Sport, trug modische Kleidung, leistete sich einen schicken Haarschnitt, ging öfter aus, strebte sogar eine Beziehung an, die er als Adipositas-Patient nie gehabt hatte.

Doch dann fiel Guido wieder in seine alten Gewohnheiten. Er vernachlässigte sein Äußeres, wurde aggressiv und immer unzuverlässiger. Zu dieser Zeit führte ich ein Gespräch mit ihm. Ich erfuhr, dass er zwar nach der Magenverkleinerung erheblich abgenommen und sein Gewicht auch gehalten hatte. Aber er bekam neue Probleme. Seine Haut hatte nicht abgenommen, sie war noch die Haut vor der Magen-OP. Sie hing in Lappen an ihm herunter. Wenn er eine junge Frau kennenlernte und sie sich näherkamen, führten diese Hautlappen meist zu einer abrupten Trennung. Guido stritt sich mit seiner Krankenkasse vor Gericht: Sie wollte ihm die notwendige Revisions-OP – also das Abschneiden der überschüssigen Haut – nicht bezahlen. Er konnte sich die teuren und aufwendigen Eingriffe nicht leisten.

Guido wurde psychisch immer instabiler. Er bekam Depressionen. Sein Zustand verschlimmerte sich zusehends. Was ja auch nicht verwunderlich ist. Man hatte seinen Magen chirurgisch halbiert. Um die seelischen Ursachen und Hintergründe der Adipositas-Erkrankung hatte sich kein Mensch gekümmert. Sein Panzer war weg, und er stand nun schutzlos da wie eine Schnecke ohne Haus.

Die Medizin versuchte, mit ihren Mitteln gegenzuhalten. So bekam Guido Vitaminpräparate verabreicht. Der halbe Magen kann auch nur die Hälfte der Nahrungsmenge aufnehmen, folglich bekommt der Körper auch nur die Hälfte der gewohnten Vitaminmenge. Guido musste regelmäßige Blutuntersuchungen über sich ergehen lassen – seine Versorgung mit lebenswichtigen Stoffen wurde ständig kontrolliert.

Gegen seine Depressionen hatte ein Psychiater ihm ein Psychopharmakon verabreicht – einen sogenannten Serotonin-Wiederaufnahmehemmer. Serotonin ist bekannt als Glückshormon. Der Botenstoff spielt bei der Entstehung und Behandlung psychischer Krankheiten eine Rolle. Wenn er fehlt, kommt es zu Depressionen. Dieses Medikament führt dazu, dass das Serotonin, das im Gehirn vorhanden ist, länger wirken kann. Eine komplizierte Therapie – man arbeitet also mit einer Stärkung der Wirkung des vorhandenen Serotonins, indem man den Abbau unterbindet. So erhöht man den Spiegel des Glückshormons im Gehirn.

Wer die Wiederaufnahmehemmer einnimmt, bekommt ein neues Problem. Seinem Organismus fehlt das Schlafhormon Melatonin, denn es wird aus Serotonin gebildet. Wird aber der Abbau von Serotonin blockiert, wird natürlich auch weniger Melatonin produziert. Guido hat also nicht nur Depressionen – er schläft auch schlechter. Sein Körper und sein Geist kommen nicht mehr zur Ruhe.

Eine Vorstufe des Serotonin-Wiederaufnahmehemmers ist die Aminosäure Tryptophan. Das ist kein Medikament, sondern ein Stoff, der ganz normal vorkommt und Guido auch helfen könnte – ohne die Nebenwirkung des Schlafmangels. Aber Guido bekommt weiter den Serotonin-Wiederaufnahmehemmer. Wissen Sie warum? Tryptophan ist eine einfache Aminosäure. Man kann diesen Stoff nicht patentieren lassen. Deshalb favorisiert die Pharmaindustrie ihre Wiederaufnahmehemmer. Die kann sie patentieren lassen. Wer ein Monopol darauf hat, kann sogar den Preis diktieren.

Wir Ärzte werden schon in unserem Studium darauf gedrillt, in der Therapie pharmakologisch zu arbeiten. Die Ärzte sind nicht die Schuldigen, sie sind nur kleine Player in einem System, das sich Gesundheitssystem nennt, aber in der Hauptsache darauf ausgerichtet ist, erst dann aktiv zu werden, wenn das Kind bereits in den Brunnen gefallen ist, wenn der Mensch bereits krank ist. Tatsächliche Gesunderhaltung, also die Vorbeugung von Krankheiten, spielt im deutschen Krankheitsreparatursystem kaum eine Rolle.

Der Fall von Guido zeigt noch einmal deutlich: Der Mensch ist ein hochsensibles System. Wenn er krank ist, muss man ihn mit Geduld, Empathie und Fingerspitzengefühl behandeln.

Die Medizin glaubt, an allen Rädchen drehen zu können. Ob durch Chirurgie oder durch Pharmakologie. Aber die Natur hat diesen Organismus in Millionen Jahren entwickelt – und zwar optimal entwickelt. Was sich nicht bewährt hat, hat sie abgeschafft, wie den Muskel hinter den Ohren. Der Naturzustand ist in seiner Funktionsweise hervorragend gestaltet. Je mehr wir regulieren, desto mehr Schaden richten wir an – das kann man nicht nur in der Medizin beobachten.

Ich habe kürzlich im Lions Club meiner Heimatstadt einen Vortrag über Anti-Aging gehalten – also vor einem durchaus gebildeten und geneigten Publikum. Trotzdem kam aus dem Auditorium sofort die Frage: Gibt es da auch Medikamente?

Das ist die verbreitete Haltung. Da greifen wir mal eben in den Stoffwechsel ein. Aber Medikamente haben Nebenwirkungen, und zwar immer. Ein alter Pharmakologenspruch heißt: keine Wirkung ohne Nebenwirkung. Also gibt es gleich das nächste Präparat gegen die Nebenwirkungen. Aber auch das hat wieder Nebenwirkungen. Und so weiter. Verstehen Sie mich nicht falsch: Medikamente haben ihren Stellenwert in der Medizin, aber sie sind nur eine unter vielen Möglichkeiten in der Therapie und sollten immer mit Bedacht und nach Abwägen von Wirkung und Nebenwirkung eingesetzt werden.

Ich bin kein Totalverweigerer oder Naturheiler, der die gesamte westliche Medizin ablehnt. Ich habe zum Beispiel auch nichts gegen das Fettabsaugen. Aber nur als begleitende Maßnahme, nicht als alleinige Therapie. Hat jemand auf einem gesunden und vernünftigen Weg richtig abgenommen und ist dennoch unzufrieden mit seinem noch etwas ungeformten Körper, kann er durchaus über die Möglichkeit des Fettabsaugens nachdenken. Sozusagen um dem Körper und damit dem Wohlbefinden den letzten Schliff zu verpassen. Als Bodyforming. Aber nur deshalb.

Ich schimpfe hier über meinen Berufsstand – über die Fünf-Minuten-Medizin, die sofort zum Rezeptblock greift und ein Präparat verordnet. Dabei bin ich gerne Arzt. Und wissen Sie warum?

Weil die Medizin eine spannende Sache ist. Weil der Mensch kompliziert ist – wenn man ihn als Ganzes sieht und nicht einfach nur an einem Rädchen dreht oder nach Schema F Medikamente verabreicht.

Die Lösung besteht in dem, was gemeinhin und auch völlig zu Recht als ganzheitliche Medizin bezeichnet wird. Eine Medizin, die Medikamente und Operationen in ihrem Repertoire hat, aber eben nur als zwei von mehreren Möglichkeiten. Eine ganzheitliche Medizin muss auch die Ernährung mit ihren vielfältigen Möglichkeiten berücksichtigen und – natürlich – die emotionale, mentale oder seelische Komponente des Menschen.

Warum Sie es nicht allein schaffen

Kürzlich kam ein neuer Patient zu mir in die Sprechstunde. Ein Mann, Anfang fünfzig, gut situiert. Aber mit einem Riesenproblem. Bei 1,70 Meter Körpergröße brachte er 120 Kilo auf die Waage. BMI: 39,7. Im Internet gibt es BMI-Rechner. Wenn Sie diese Werte eingeben, kommt ein Warnhinweis: „Sie sollten mit Ihrem Arzt reden. Ihr Gewicht kann zu gesundheitlichen Risiken führen …"

Immerhin, mein neuer Patient hatte sich zu einem Arztbesuch durchgerungen.

Er war etwas befangen – wie immer beim ersten Gespräch. Adipositas-Patienten, vor allem Männer, stehen meistens schon unter einem beträchtlichen Leidensdruck, wenn sie sich entschließen, medizinische Hilfe in Anspruch zu nehmen.

Später hat er mir gestanden, dass es ihm nicht leichtgefallen sei, um Hilfe zu bitten. Viele Dicke haben Angst, dass ihnen vorgeworfen wird, selbst schuld zu sein an ihrem Zustand. Ich habe meinen Patienten aber nicht nach den Ursachen für sein Übergewicht gefragt, sondern nach seinem Lieblingssport im Fernsehen. Wir haben schnell festgestellt, dass wir beide Fußballfans sind. So lautete dann auch meine nächste Frage: „Dann haben Sie sicher auch eine Meinung über Manuel Neuer?"

Die Antwort kam wie aus der Pistole geschossen: „Klar, der Neuer ist für mich der beste Torwart der Welt."

Genau da wollte ich hin. Also fragte ich: „Was glauben Sie, hat der Manuel Neuer auch einen Trainer?"

Der Patient schaute mich entgeistert an: „Natürlich hat der einen Trainer. Was denken Sie denn?"

„Und was macht der Trainer mit dem Manuel Neuer?"

Mein Patient dachte sicher, ich bin hergekommen, weil ich ein Problem mit meinem Gewicht habe, und nicht, um über Fußball zu reden. „Der Trainer hat mehrere Aufgaben. Er schaut, was der Neuer gut kann und woran er noch arbeiten muss. Beispiel: Strafraumbeherrschung – da ist der Neuer ziemlich fit. Fußabwehr kann er auch prima. Das sind also Bereiche, in denen man ihn nicht stärken muss."

„Aber die Technik ist doch nicht alles, oder?"

„Nein, bestimmt nicht. Der muss ihn auch mental trainieren. Zum Beispiel muss er ihn motivieren, wenn ihm mal ein Ball durchgegangen ist – was ja nicht oft vorkommt. Aber wenn es dann mal passiert, ist es umso schlimmer. Der Trainer muss verhindern, dass der Neuer dann durchhängt und sich nichts mehr zutraut."

„Viel häufiger ist ja das Gegenteil, Neuer hält alles und Bayern geht als Sieger vom Platz. Glauben Sie, dann kann der Trainer die Hände in den Schoß legen?"

Der Patient überlegte nicht lange. „Dann muss er ihn unbedingt bremsen. Damit der nicht durch die Decke knallt und glaubt, er braucht sich gar nicht mehr anzustrengen, weil es bei ihm sowieso optimal läuft."

Wir waren längst in eine ausführliche Fachsimpelei über Fußball im Allgemeinen und die Trainerarbeit bei Bayern München im Besonderen vertieft.

Aber jetzt war der Moment da, wo ich einhaken musste. „Nicht nur Manuel Neuer – alle Profis haben solche Trainer, die sie motivieren, die ihre Stärken und ihre Schwächen sortieren. Das ist nicht allein bei den Fußballern so – das trifft auf alle guten Berufssportler zu. Aber auch auf Politiker. Und vor allem natürlich auf Medienleute. Bei Jauch und bei Gottschalk, da sitzen immer Coachs im Zuschauerraum."

Ich fürchte, in dieser Phase des Gesprächs zweifelte der Patient ein wenig daran, ob ich der richtige Arzt für ihn war. Schließlich ging es um seine Pfunde, die ihm das Leben schwer machten – und nicht um Manuel Neuer, Gottschalk oder Jauch.

Doch ich fuhr unbeirrt fort: „Neuer, Jauch, Gottschalk und alle die anderen Profis – das sind doch Spitzenleute. Die tun etwas, das sie hervorragend können, stimmt's? Und trotzdem haben sie Trainer. Was mich nun wundert, ist Folgendes: Die Dicken möchten ja meistens abnehmen. Sie sicher auch?"

Er seufzte. „Ja, das ist schon eine Last …"

„Die Dicken möchten also etwas machen, was sie nicht besonders gut können – nämlich abnehmen. Wenn sie es könnten, wären sie ja nicht so dick. Trotzdem glauben die meisten, sie schaffen das ohne Trainer."

Der Mann atmete sichtlich auf. Er war also doch nicht beim falschen Arzt. „Da haben Sie recht – und deshalb bin ich ja auch hier."

Mein Patient und ich hatten den ersten Schritt getan. Wir hatten die Anspannung abgebaut. Der Mann hatte verstanden, dass er es mit seinem Gewicht niemals allein schaffen würde, abzunehmen. Dabei ist es in der Regel anders: Fast alle Dicken glauben, sie würden das Abnehmen ohne professionelle Hilfe schaffen. Sie unterschätzen es, was es heißt, von 120 auf 80 Kilo oder auch nur von 95 auf 80 Kilo runterzukommen. Sie überschätzen die Länge der Strecke, die vor ihnen liegt. Und sie unterschätzen den Ernst dieser Aufgabe – den physischen und den seelischen Ernst. Die meisten glauben, es ginge nur darum, sich zu disziplinieren. Dabei geht es um eine grundlegende Veränderung ihrer Lebenshaltung – eine Veränderung, die bleibt.

Dicke kommen oft zu mir und glauben, das Abnehmen sei eine Sache von drei bis vier Wochen. Doch diese Vorstellung ist Unsinn. Sie haben nicht einmal eine Ahnung davon, wie Ernährung funktioniert. Dass das Abnehmen etwa auf drei Lebenssäulen beruht: auf Ernährung, Sport und der Seele.

Nicht so mein neuer Patient. Der hatte über den Umweg über den Bayern-Torwart Manuel Neuer verstanden, dass er professionelle Unterstützung brauchte.

Das Training konnte also beginnen.

Tunnelblick versus Überblick

Was bringt professionelle und erfolgreiche Stars dazu, sich von einem Coach helfen zu lassen?

Ich glaube, ihre Professionalität besteht gerade darin, kühl zu sondieren: Was kann ich gut und was kann ich weniger gut? Was kann nur ich und was können andere besser als ich?

Außerdem ist der Blickwinkel des Coachs entscheidend. Er macht die Überlegenheit aus. Profis wissen das und lassen sich genau deshalb von Coachs helfen.

Stellen Sie sich eine Manege im Zirkus vor. Sie soll als Beispiel dienen für alle möglichen exponierten Orte. Für ein Fußballfeld, eine

Bühne, ein Fernsehstudio, ein Podium, eine Talkshow oder das Rednerpult im Bundestag.

Derjenige, um den es geht, steht im Zentrum. Der Dompteur hat einen Tunnelblick – er muss einen Tunnelblick haben. Jede kleine Regung im Auge des Raubtiers, jede Bewegung des Löwen, nichts darf ihm entgehen, sonst ist er verloren.

Der Coach – wenn dieser Dompteur einen hätte, und ich bin sicher, auch Dompteure haben einen Coach, wenn ihnen ihr Leben lieb ist – aber befindet sich auf einem Platz im Zuschauerraum. Er überschaut die ganze Manege – und auch alles darüber hinaus. Er sieht vor allem, wie der Dompteur agiert, wie er mit dem Tier umgeht und wie das Tier auf den Dompteur reagiert. Das ist der große Vorteil seines Blickwinkels. Er schaut von außen auf die Szene. Und er tut dies ohne Emotion. Das ist wichtig, er schaut kühl analysierend auf die Szenerie in der Manege und merkt sich die Stärken und Schwächen des Dompteurs, den er betreut.

Ich will dem Dompteur nicht unterstellen, dass er Angst hat. Ich glaube, gute Dompteure dürfen keine Angst haben – und vor allem keine Angst zeigen. Wenn sie es doch tun, sind sie nicht mehr gut und auch nicht mehr lange Dompteure. Aber was der Mann in der Manege, der dem Löwen ins Auge schaut, sicher hat, ist ein starkes Gefühl. Eine Mischung aus Respekt und Anspannung. Ohne dieses Gefühl würde er nicht überleben. Dieses Gefühl aber engt seinen Blick ein. Er sieht nur das für ihn Wichtige: Das Flackern im Auge des Löwen, das bedeutungsvolle Fletschen der Zähne. Auf diese Signale muss er unbedingt achten, alles andere blendet er aus – zum Beispiel, dass er vielleicht seinen Frack nicht richtig zugeknöpft hat, dass er dem Publikum zu oft den Rücken zudreht oder dass er sich beim Auftritt nicht verbeugt hat.

Für einen Dompteur, der mit Löwen arbeitet, sind das zweitrangige Beobachtungen. Aber sie sind wichtig für den Eindruck, den er beim Publikum hinterlässt. Darauf wird ihn sein Coach nach dem Auftritt unbedingt aufmerksam machen.

Das, was für den Coach im Zirkus gilt oder für den Schauspieltrainer im Theater, das gilt auch für den Coach, der einen dicken Patienten berät. Er hat den Überblick, den der Dicke nicht hat. Er sieht das Ganze, die Lebenssituation des Patienten, seine guten und schlechten Gewohnheiten, seine Stärken und seine Schwächen.

Der Betroffene hingegen sieht vieles davon nicht oder nicht richtig. Er hat auf sich und sein Leben den gleichen Tunnelblick wie der Dompteur in der Manege.

Darum geht es beim Coaching: Tunnelblick versus Überblick.

Der Dicke ist seit Jahren in seiner Situation gefangen. Er nimmt viele falsche Entwicklungen gar nicht mehr wahr, weil er zu nah dran ist – und weil er auch emotional zu sehr involviert ist.

Der Coach hingegen behält den Überblick. Er bringt die nötige Distanz auf – nicht nur räumlich, auch emotional, um das Ganze in den Blick zu bekommen und objektiv zu bewerten.

Der Coach ist der Experte, der das Verhalten seines Schützlings abklopft. Er übernimmt die Führung, zumindest solange es um die überflüssigen Pfunde und deren Konsequenzen geht.

Der Coach ist kein Dompteur

Die Rolle des Coachee, also desjenigen, der gecoacht wird, ist manchen suspekt. Sie fürchten, beobachtet, analysiert und dann auch noch geführt zu werden.

Vielleicht fürchten Sie auch, dass ein Coach Ihnen eine vorgefasste Meinung, ein fertiges Verhaltensmuster, eine Bewertung Ihres Handelns aufdrückt, die nichts mit Ihren Bedürfnissen und Fähigkeiten zu tun hat.

Da kann ich Sie jedoch beruhigen. Der Coach ist kein Dompteur, der mit der Peitsche den Löwen dazu bringt, durch einen brennenden Reifen zu springen.

Das wäre ein verfehlter Ansatz. Wenn überhaupt ein Modell für das Abnehmen infrage kommt, dann das der Hilfe zur Selbsthilfe.

Der Coach muss sich auf den Patienten einlassen. Er muss ihn genau beobachten, muss seine Probleme kennenlernen, auch ein Gespür für seine seelische Verfassung entwickeln.

Erst wenn er sich ein Bild von dem Menschen gemacht hat, mit dem er es zu tun hat, ist er in der Lage, Ratschläge und Hinweise zu geben. Er muss sich also eher auf den Patienten einstellen, als der Patient sich auf ihn einstellen muss. Anders geht es nicht. Aber ein guter Coach weiß das.

Überhaupt ist ein Coach, so wie ich ihn mir vorstelle, niemand, der feste Ziele oder gar verbindliche Wege propagiert. Im Gegenteil, ein guter Coach ist jemand, der erst einmal den Druck rausnimmt, der also für eine entspannte Ausgangslage sorgt und feste Meinungen eher entkräftet als bestärkt.

Übrigens bin ich davon überzeugt, dass jeder, der etwas Besonderes leisten will, einen Coach braucht – nicht nur zum Abnehmen.

Ich selbst habe schon einige Coachs gehabt und suche mir heute noch oft einen Experten, wenn ich mit etwas zu tun habe, was ich nicht so gut kann. Als ich mit dem Laufen begonnen habe, habe ich mir natürlich einen Lauftrainer genommen, von dem ich mich dann auch auf meinen ersten 10-Kilometer-Volkslauf habe vorbereiten lassen. Selbstverständlich habe ich auch einen Steuerberater – wer versteht schon so viel von Steuern, dass er sich allein durch den Dschungel unserer Finanzgesetzgebung bewegen kann?

Schon vor vielen Jahren hat mich das Thema Glück gepackt. Auf dieser Suche habe ich auch mit Coachs zu tun gehabt. Sie haben mir weitergeholfen und sie helfen mir immer noch weiter. In allen Lebensbereichen. Experten sind wichtig. Wer auf sie verzichtet, verzichtet darauf, wirklich Fortschritte zu machen.

Niemand kann auf allen Gebieten Experte sein – und es macht gerade die Qualität eines Profis aus, dass er das einsieht und beherzigt. Viel wichtiger, als alles zu können, ist, zu wissen, was man kann und was man nicht kann. Deshalb mein Rat: Suchen Sie sich die Experten, die Sie brauchen. Vertrauen Sie sich einem Coach an, wenn es um etwas geht, was Ihnen wichtig ist, was aber nicht zum Kernbereich Ihres Talentes gehört.

Den ersten Schritt haben Sie bereits getan. Sie haben dieses Buch gekauft und lesen es gerade. Auch das ist eine Art des Coachings. Dieses Buch ist im Moment Ihr Coach, und wenn Sie umsetzen, was ich Ihnen erzähle, werden Sie Erfolg haben, werden merken, wie sich Ihr Körper und Ihr Leben Schritt für Schritt verändern.

Ein guter Coach lässt sich auf den Menschen ein, den er coachen soll. Er schaut sich genau an, was diesem Menschen wichtig ist. Er führt lange Gespräche mit ihm. Auf keinen Fall greift er auf ein allgemeingültiges Rezept für den Erfolg in allen Lebenslagen zurück.

Wer einen Dicken coacht, muss die Lebensgewohnheiten seines Schützlings durchdringen. Daraus entsteht dann sein individuelles Konzept. Der Ernährungsplan eines Schichtarbeiters wird anders aussehen als der Ernährungsplan eines Büroangestellten, der regelmäßig von 9 bis 16 Uhr an seinem Arbeitsplatz ist.

Ich halte mich als Coach stets an die Devise: „Sie sind der Boss, Sie geben die Ausgangslage vor, auf der meine Analyse und demnach meine Ratschläge basieren. Ich bin nur der Ratgeber."

Ich glaube, das ist der beste Weg zu einer gedeihlichen Zusammenarbeit beim Coaching.

Gerade weil es so schwierig und vielschichtig ist, abzunehmen und sein Leben gründlich, also auch seelisch zu ändern, geht das nicht ohne die Unterstützung eines Experten, der das Ganze von außen beobachtet und begleitet. Allein schaffen es nur ein oder zwei Prozent aller Übergewichtigen, abzunehmen.

Treppenmodell oder zyklisches Modell?

Stellen Sie sich ein Koordinatensystem vor. Die waagerechte x-Achse zeigt die Zeit, die senkrechte y-Achse das Gewicht. Wenn man nun über eine gewisse Zeit die Gewichtsveränderungen eines Patienten beim Abnehmen eintragen würde – was glauben Sie: Wie würde das grafisch aussehen?

Nun, die Kurve läuft nicht stetig abwärts!

Jeder, der schon mal versucht hat, sein Gewicht zu reduzieren, weiß das. Es gibt Phasen, in denen man abnimmt, dann kommen aber auch unweigerlich Phasen der Stagnation, ja, häufig nimmt man auch wieder zu.

Deshalb gibt es das Treppenmodell: Es verläuft eine Weile Erfolg versprechend nach unten, dann bleibt es aber waagerecht stehen und es ändert sich über einen ebenso langen Zeitraum kaum etwas. Dann aber geht es wieder los und die Waage zeigt eine steile Weiterentwicklung nach unten. Es wird wieder kräftig Gewicht abgebaut.

Doch auch das Treppenmodell ist unbefriedigend. Es berücksichtigt zum Beispiel nicht die für den Dicken deprimierenden Phasen, in denen nichts mehr zu klappen scheint und trotz aller Bemühungen das Gewicht wieder nach oben schießt. Eine Treppe geht eben entweder nach oben oder nach unten. Aber sie legt keinen Rückwärtsgang ein – wie das beim Abnehmen leider oft der Fall ist.

Ich vergleiche das gerne mit den Bewegungen des deutschen Aktienindex Dax. Nun haben die Unwägbarkeiten auf dem Börsenparkett wenig mit unserer Problematik zu tun – aber es gibt doch eine gewisse formale Analogie zwischen dem abnehmenden Menschen und der Börse.

Die Dax-Kurve ist, wenn man sie in kurzen Zeiträumen betrachtet, sehr unentschlossen. Mal geht sie nach oben, dann aber auch wieder steil nach unten. Das hat wohl damit zu tun, dass beim Dax sehr viele verschiedene Werte aus unterschiedlichen Wirtschaftsbereichen zusammengefasst werden. Die Konjunktur verläuft nicht in allen Bereichen im gleichen Tempo. Manchmal geht es irgendwo schneller. Manchmal reißt auch ein großer Konzern nach unten aus, egal aus welchen internen Gründen, und zieht den ganzen Index mit.

Offensichtlich verläuft die Entwicklung in sich abwechselnden, gegenläufigen Bewegungen. Man spricht dann von Zyklen – benutzt also ein Zyklenmodell. Es gibt Zyklen, in denen es steil nach oben geht. Diese Zyklen wechseln sich ab mit fallenden Kursen. Und schließlich kommen immer wieder Zyklen der Stagnation dazwischen, also Phasen, in denen gar nichts passiert.

Je größer die Zeiträume sind, in denen man diese Bewegung der ausgewählten deutschen Aktien beobachtet, desto einhelliger erscheint die gesamte Entwicklung. Wenn wir die Veränderungen über lange Jahre hinweg betrachten, sehen wir eigenartigerweise eine recht klare Richtung, die der Kurs nimmt. Wenn die Anleger Glück haben, zeigt diese nach oben.

Das ist beim Abnehmen nicht anders – nur dass im besten Fall die Linie nach unten zeigt. Die Pfunde purzeln also. Aber nur über lange, sogar sehr lange Strecken.

Aus diesem Grund vergleiche ich das Abnehmen gerne mit einem Marathonlauf. Der Langläufer muss sich auf eine sehr lange Distanz einrichten. Es geht darum, 42,195 Kilometer zurückzulegen – das ist eine unglaubliche Leistung. Ebenso wie es für einen Adipositas-Patienten eine unglaubliche Leistung ist, 20, 30, 40 oder gar 50 Kilo Fett zu verlieren.

Kurze Sprints kosten den Marathonläufer nur unnötig Kraft. So dumm ist kaum jemand, beim Startschuss loszurennen, um möglichst schnell an die Spitze des Feldes zu kommen. Derjenige, der sich dazu verführen lässt, ohne die ganze Länge der Strecke im Blick zu behalten, wird schnell mit seiner Kraft am Ende sein.

Beim Marathonstart geht es eher gemächlich los. Haben Sie sich noch nie gewundert, dass es an der Startlinie kaum Gedränge gibt? Die geübten Läufer lassen sich Zeit. Sie müssen nicht vorne sein, sie können auch ein, zwei Minuten nach den ersten starten. Wichtig ist bei dieser langen Distanz: Übersicht und Gelassenheit. Die Läufer müssen zu ihrem Tritt finden. Wenn sie den haben, schieben sie sich unweigerlich nach vorne – vorbei an all den Konkurrenten, die sich am Start nicht im Griff hatten und deshalb schon nach wenigen Kilometern die ersten Probleme bekommen.

Beim Abnehmen ist es ebenso. Diejenigen, die am Anfang alles aufbieten und möglichst schnell mit verblüffenden Erfolgen glänzen wollen, geben zuerst auf. Ich habe das in meiner Praxis oft erlebt. Da kommen Patienten, die hoch motiviert beginnen – oder, um beim Laufen zu bleiben, an den Start gehen. Sie nehmen sofort ab, können schon nach zwei Wochen beachtliche Gewichtsreduktionen vorweisen, weil sie sich disziplinieren und sich nichts gönnen.

Diese Menschen haben nicht verstanden, worum es wirklich geht. Da gibt es Diätakrobaten, die kommen mit einem festen Plan: In zwei Wochen fliege ich nach Mallorca, dann muss der Bauch weg sein. Also los.

Vor diesem Hintergrund wirkt so ein verirrter Kurzstreckensprinter, der als Erster das Etappenziel erreicht und sofort seine spektakuläre Gewichtsabnahme vorweisen kann, eigentlich nur komisch. Kein Wunder, dass diese ehrgeizigen und hochdisziplinierten Patienten zuerst aufgeben. Weil es ihnen nicht um das Grundsätzliche geht.

Weil sie sich von dem kurzatmigen Erfolg verführen lassen. Weil sie keine Geduld mit sich und ihrem Körper haben. Weil sie nicht liebevoll genug mit sich umgehen.

Der Läufer, der nach 42 Kilometern durchs Ziel geht, hat niemals die lange Distanz aus den Augen verloren, er hat mit seinen Kräften gewirtschaftet und einen schonenden und gleichzeitig stetigen Laufstil entwickelt. Ein Amateur geht zwischendurch auch mal ein, zwei Kilometer im Schritttempo, wenn es sein muss.

Der gute Langstreckenläufer hat mit dem Kopf und mit dem Herzen ebenso gesiegt wie mit den Beinen.

Das hat er natürlich nicht allein geschafft. Kaum jemand schafft das. Er hat Freunde und Helfer gehabt. Die achten darauf, dass er sich während des Laufes richtig verhält und während der monatelangen Vorbereitung auf den Lauf vielseitig in Form bringt. Er hat sich coachen lassen.

Sieg der Stehaufmännchen

Was glauben Sie, wann ist der neuralgische Punkt beim Abnehmen erreicht? Wann trennt sich die Spreu vom Weizen?

Oft bekomme ich als Antwort: „In dem Moment, in dem sich zeigt, dass der Dicke ernsthaft Gewicht verloren hat, hat er gewonnen. Dann kann er auf der Welle dieses Erfolges weiterreiten bis zu dem Punkt, wo er sein Ziel erreicht hat, die magischen 10, 20, 30 oder 40 Kilo."

Aber das ist falsch!

Nach meiner Erfahrung entscheiden nicht die Hochphasen über Erfolg oder Misserfolg. Wenn es sowieso gut läuft, wenn die Pfunde purzeln und der Lebensstil klappt, dann wird dem Dicken nicht allzu viel abverlangt – er sieht seine Erfolge und freut sich darüber. Er wäre blöd, wenn er ausgerechnet jetzt aufgeben würde. Der weitere Erfolg scheint an dieser Stelle ein Selbstläufer zu sein. Es ist aber möglich, dass gerade dieser „erfolgsverwöhnte" Patient an der nächsten gefährlichen Stromschnelle – nämlich dann, wenn die Gewichtsabnahme plötzlich und aus unerfindlichen Gründen stagniert oder sogar rückläufig ist – die Nerven verliert und alles hinschmeißt.

Das ist der Augenblick der Wahrheit. Die innere Kraft, der lange Atem, die Selbstbeherrschung – diese Qualitäten zeigen sich, wenn es eng wird. Wem die Ausdauer und das Selbstvertrauen fehlen, der fällt schnell raus.

Um auf den Marathonlauf zurückzukommen: Die Sieger sind nicht die Schönwetterläufer. Die Sieger sind die Stehaufmännchen. Das sind die, die es schon fast hingeschlagen hat, die schon fast am Ende waren, die schon fast keine Kraft mehr hatten – und die dennoch weitermachen. Sie haben das Zeug dazu, das Ganze durchzustehen.

Beim Abnehmen zeigt sich derjenige, der diese ebenfalls sehr lange, anspruchsvolle Distanz durchsteht genau in dem Augenblick, in dem die Waage nach Wochen der Mühe plötzlich eine Gewichtszunahme anzeigt. Da ist die Versuchung groß, zu sagen: „Ihr könnt mich alle mal, mir reicht's." Einige geben diesem Impuls nach.

Diejenigen, die sich dann aber zusammennehmen und sagen: Es geht um mehr, es geht nicht um die drei, vier Pfund, die ich jetzt wieder draufhabe, es geht um eine tief gehende Reform meiner Lebenshaltung – diejenigen haben das Zeug dazu, Sieger zu werden. Nicht Erster und nicht Bester. Aber ein Sieger, der innere Ruhe, Gelassenheit und Selbstsicherheit bewiesen hat. Das sind die Leute, die am Ende siegen.

Aber ich sage es noch einmal: Dauerhaft schlank werden können Sie nicht allein. Dazu sind die Widerstände zu groß, dazu ist das ganze Unternehmen auch viel zu komplex. Dazu steht der einzelne Dicke auch zu sehr im Zentrum seines persönlichen Dramas, als dass er immer absehen könnte, was jetzt wichtig ist und worauf es gerade ankommt.

Ich habe zu Hause auf meinem Schreibtisch ein Stehaufmännchen stehen; ein Stehaufmännchen aus Holz. Das ist eine Figur, die aus zwei aufeinander stehenden Kugeln besteht. Man kann diese Figur nicht umkippen; sie stellt sich jedes Mal von selbst wieder hin. Auf der unteren der beiden Holzkugeln steht: *Man kann im Leben immer hinfallen. Entscheidend ist, dass man wieder aufsteht.* Anders formuliert: Rückschläge gehören zu allem, was wir tun, dazu. Entscheidend ist, wie wir damit umgehen. Ob wir – um im Bild zu bleiben – liegen bleiben oder wieder aufstehen.

Doch kommt es überhaupt zu diesen Rückschlägen?

Sie müssen kommen. Rückschläge kommen unweigerlich. Planen Sie das gleich mit ein! Und Rückschläge hängen auch mit dem Muster des Zunehmens zusammen.

Ich habe es ja schon angesprochen: In der Regel nimmt man über Jahre hinweg zu. Es sind erst ganz kleine Schritte, dann aber gewinnt die Sache an Fahrt.

Und je dicker jemand ist, je mehr Körperfett er also hat, umso leichter nimmt er weiter zu. Warum? Je mehr Fett ein Mensch hat, umso weniger Energie gibt er in Form von Wärme ab. Sie können das selbst an sich austesten: An Körperstellen, wo Sie wenig Fett haben, wie beispielsweise am Handgelenk, ist die Haut in aller Regel warm. An Körperstellen, wo Sie viel Fett haben, wie zum Beispiel am Po, ist die Haut meist deutlich kälter.

Und mit zunehmendem Alter verlieren wir Muskeln, zumindest sofern wir nichts dagegen tun. Ein 50 Jahre alter Nichtsportler hat also weniger Muskeln als ein ähnlich gebauter 30 Jahre alter Nichtsportler. Ältere Menschen haben es beim Abnehmen deshalb immer schwerer als jüngere.

Doch die Gewichtszunahme mit zunehmenden Jahren ist kein schicksalhafter Verlauf. Wenn ich weiß, dass ich im Alter automatisch zunehme, dann kann ich mich darauf einstellen. Ich werde mich mit zunehmenden Jahren immer mehr so ernähren müssen, dass eben meine Muskulatur ernährt wird. Und auch um regelmäßigen Sport werde ich nicht herumkommen. Viele treiben Sport. Wenn es nicht so wäre, hätten wir ein Land, in dem nur noch dicke Senioren lebten. Haben wir aber nicht; es gibt immer einige, die ihr Gewicht halten und die körperlich und geistig fit sehr alt werden.

Aber es bleibt wahr: Junge Menschen können viel rascher abnehmen als ältere. Ganz einfach, weil sie über mehr Muskelmasse verfügen und deshalb ohne ihr Zutun mehr Fett verbrennen. Deshalb haben jüngere Patienten auch so schnell große Erfolge beim Abnehmen.

Beim Abnehmen wird Fett jedoch nicht kontinuierlich abgebaut. Das hat auch mit den sich ständig ändernden Lebensumständen des Patienten zu tun und mit den Wechselfällen, die jeder Alltag mit sich bringt: Wir haben gute und schlechte Tage, Probleme im Beruf oder in der Beziehung oder Stress anderer Art. All das beeinflusst die Geschwindigkeit der Gewichtsabnahme und führt manchmal eben auch zur Zunahme von Gewicht. Wir sind verschiedensten Einflüssen ausgesetzt und reagieren sehr unterschiedlich darauf – auch körperlich.

Also: Nicht verzagen, wenn es mal nicht so klappt wie erwartet!

Stellen Sie sich einen Dicken von etwa 100 Kilo vor. Er muss eigentlich „nur" 20 Kilo schaffen und beginnt mit viel Elan abzunehmen. Ernährungsumstellung und Sport. Nach 10 bis 14 Tagen stellt er sich zum ersten Mal auf die Waage. Er traut seinen Augen nicht: 95 Kilo. 5 Kilo in kurzer Zeit. Er ist begeistert und hofft nun, auch die restlichen 15 Kilo relativ flott runterzukriegen. Natürlich steigt er jetzt öfter auf die Waage, er will seinen Triumph über das viele Fett richtig auskosten. Aber nach ein paar Tagen zeigt die Waage nicht wie erwartet 92 oder 93 Kilo an. Nein, es sind wieder 98 Kilo. Der Arme ist nur noch 2 Kilo von seiner Anfangsposition – also 100 Kilo – entfernt.

Er ist natürlich frustriert. Er fragt sich, wozu er sich nun schon fast drei Wochen zusammenreißt und seine Ernährung kontrolliert. Das war doch alles umsonst. Nun ist der Moment da, jetzt geben viele auf.

Aber wenn man sich ändern will, muss man sich auch an diesem neuralgischen Punkt selbst treu bleiben. Der Mann hat ja abgenommen. Zwar nur 2 Kilo. In 3 Wochen. In 2 Monaten machen das schon 5 bis 6 Kilo. Und zwar 5 bis 6 Kilo, die auch unten bleiben. Er nimmt also auf lange Sicht ab. Es geht nur alles etwas langsamer, als es am Anfang erschien, und es nimmt auch nicht immer einen geraden Weg.

Entscheidend für Sie ist, das große Ziel, das Sie klar formuliert haben, nicht aus den Augen zu verlieren. Sie wissen, was Sie erreichen wollen, in welcher Weise Ihr Leben sich verändern soll. Wenn Sie einen klaren Fokus haben und ein großes Ziel, dann bringen Rückschläge Sie auch nicht von Ihrem Weg ab.

Keine willenlose Gliederpuppe

Ich veranstalte mit einem Freund, der wie ich Arzt ist, zusammen Seminare für Dicke, also für Betroffene. Er übernimmt dabei den Hypnoseteil. So bekomme ich unmittelbar mit, wie er arbeitet, und sehe auch die Fortschritte, die wir beide zusammen mit den Patienten machen, auf der körperlichen Ebene, aber auch auf der seelischen.

Viele Menschen haben der Hypnose gegenüber tief gehende Ängste. Sie kennen die Technik aus dem Kino oder von zweifelhaften Jahrmarktvorführungen. Das hat aber mit der Wirklichkeit hypnotischer Arbeit nicht das Geringste zu tun.

Das stärkste Vorurteil gegenüber Hypnose lautet: Der Hypnotisierte fällt in eine Trance, in der er keine Macht mehr über sich hat. Deshalb kann der Hypnotiseur sogar seine Gedanken manipulieren und ihn so zu einer willenlosen Gliederpuppe machen.

Die Hypnose ist alles andere als ein willenloser Zustand. Im Gegenteil, der Hypnotisierte befindet sich in einem Zustand konzentrierter Aufmerksamkeit. Nur ist diese Aufmerksamkeit nicht mehr so stark nach außen gerichtet. Sie fokussiert sich auf das Innere, also auf das Unterbewusstsein. So erlaubt die Hypnose sowohl dem Patienten als auch seinem Coach, dem Hypnotiseur, eine intensive Sicht auf das Unterbewusstsein, die Seele. Genauer: auf die Spuren der Vergangenheit, die sich in der Seele erhalten haben.

Anhand dieser Spuren macht sich der Coach ein Bild von den Verletzungen in der Seele des Patienten. Er sondiert sein Inneres und versucht herauszufinden, was ihn dazu bewogen hat, etwas zu tun oder zu lassen. So auch: warum er dick geworden ist.

Der Patient ist während der Hypnose die ganze Zeit voll da, nichts entgeht ihm. Wenn er will, kann er aufstehen und gehen. Aber das tut er nicht, er nutzt diesen unmittelbaren Zugang zu seinem Unterbewusstsein. Er kann sich plötzlich an Vorgänge erinnern, die er vergessen oder verdrängt hat. Er sieht seine Geburt, er sieht sogar, was ihm im Mutterleib widerfahren ist.

Ich weiß, es gibt Menschen, die sagen: „Ich will das aber gar nicht wissen."

Das ist eine normale Abwehrreaktion den Untiefen der Seele gegenüber. Nur muss ich diesen Menschen entgegenhalten: Deine Seele ist nun mal da, sie führt ein eigenes Leben und sie wird dir keine Ruhe lassen. Bevor sie dich also hinter deinem Rücken dazu veranlasst, verrückte Dinge zu tun – wie zum Beispiel unmäßig dick zu werden –, wäre es doch klüger, sich anzuhören, was sie zu sagen hat. Damit bekommst du ja auch die Chance, dich mit deinem Unterbewusstsein zu versöhnen. Und diese Versöhnung mit dem eigenen seelischen Kern ist doch die wichtigste Voraussetzung dafür, ein besseres, ein erfülltes, glückliches Leben zu führen.

Es gibt auch diejenigen, die meinen, der Erfolg beim Abnehmen ginge auch gegen die Seele. Das geht aber dramatisch schief, kann ich Ihnen nur sagen. Nicht nur, dass Sie so nicht wirklich abnehmen. Die Seele rächt sich auch bitter für diese Missachtung. Wenn nicht durch neue Fettmassen, dann durch etwas anderes, das der Gesundheit nicht unbedingt zuträglich ist.

Verglichen mit solchen Brachialmethoden ist die Hypnose ein schonender Umgang mit dem eigenen Selbst. Ein guter Coach führt den Patienten an der Hand durch sein Unterbewusstsein.

Es ist keine einfache, aber langfristig eine beglückende Reise.

So essen Sie sich schlank

Die Hauptverantwortlichen fürs Dicksein sind ausgemacht: Stress, seelische Verletzungen, mangelnde Bewegung und falsche Ernährung. Aber was heißt falsch? Was ist es eigentlich genau, was Sie dick macht? Deshalb geht es jetzt um Ernährung. Wo sitzt da der Übeltäter? Den müssen Sie kennen, wenn Sie in Ihrem Alltag beim Essen praktisch etwas ändern wollen.

Zuerst einmal ist es wichtig, zu wissen, woraus unser Essen besteht.

Es gibt drei Hauptgruppen, die sogenannten Makronährstoffe: Kohlenhydrate, Eiweiße und Fette (s. tabellarische Übersicht am Ende des Kapitels). Dann kommen noch die sogenannten Mikronährstoffe dazu: Vitamine, Mineralstoffe, Spurenelemente. Die drei großen Gruppen finden Sie auf jeder Nährwerttabelle. Kohlenhydrate kommen vor allem in Kartoffeln, Brot, Reis, Nudeln, Obst, Zucker, Honig usw. vor. Der Körper benutzt sie als Energielieferant. Aber er kommt auch ganz ohne sie aus. Ja, ein Leben ohne Kohlenhydrate ist möglich.

Die Eiweiße, also die zweite Gruppe, finden wir in allen Fleischsorten und in Fisch, aber auch in Milch und Milchprodukten wie Joghurt, Quark und Käse, in Soja und anderen Hülsenfrüchten. Sie sehen schon: Es gibt tierische und pflanzliche Eiweiße. Der Körper braucht sie zum Aufbau der Muskulatur, aber auch als Trägersubstanz für Hormone. Eiweiße sind allerdings auch wichtig für die Stärkung des Immunsystems. Deshalb haben uns schon unsere Großmütter Hühnerbrühe verabreicht, wenn wir krank waren. Ein altes Hausmittel – das wie viele andere auch auf einer biochemischen Erkenntnis basiert: dass Eiweiße die körpereigene Abwehr gegen Viren und Bakterien stimulieren.

Die dritte Gruppe, das Fett, findet sich in Butter, Wurst, Käse, Milch, Sahne und in Ölen. Fett fungiert als Energieträger. Es erfüllt aber auch noch verschiedene andere Funktionen. Fett ist enorm wichtig für unsere Gesundheit – egal was man Ihnen bisher erzählt hat.

Und nun frage ich Sie noch einmal: Wo steckt der Dickmacher?

Ich ahne, welche Antwort Sie für mich parat haben: Fett! Sie denken: das böse Fett; Fett macht fett. Das ist der große Dickmacher, den wir suchen. Fett muss unbedingt reduziert werden, wenn man abnehmen will.

Aber das ist ein Irrtum!

Der menschliche Stoffwechsel besteht aus vielen biochemischen Kreisläufen, die nahtlos ineinandergreifen müssen, damit die komplizierte Maschine Körper funktioniert.

Am besten ist, Sie stellen sich einen großen Trichter vor. Oben kommt die Nahrung rein, im Trichter wird sie bearbeitet und umgeformt – und unten kommt das Ergebnis raus (siehe Skizze Seite 173).

Das, was – leider – einen Großteil der Nahrung ausmacht, sind Kohlenhydrate.

Geben Sie also eine kräftige Portion Kohlenhydrate in die Trichteröffnung rein. Am besten nehmen Sie Zucker, der ist in den meisten gängigen Lebensmitteln enthalten. Was geschieht nun damit?

Der Zucker kommt in eine erste, speziell für ihn eingerichtete Drehscheibe: die Glykolyse. Dann folgt eine zweite Drehscheibe, durch die auch alle anderen Stoffe müssen, der Citratzyklus. Vom Citratzyklus aus gelangt der Zucker nun in eine dritte Drehscheibe, die Fettsäurebiosynthese, was übersetzt so viel wie Herstellung von Körperfett heißt. Aus dieser dritten Drehscheibe geht der Zucker verändert hervor: Er bildet Körperfett.

Und nun kommt die Preisfrage: Sie haben also zugenommen, weil Sie zu viel Zucker und andere Kohlenhydrate gegessen haben und Ihr Körper daraus Fett hergestellt hat, Körperfett. Wie aber nehmen Sie die überflüssigen Fettzellen wieder ab?

Antwort: Die Bildung der Fettzellen müsste rückgängig gemacht werden. Das heißt: Sie müssen die Fettsäurebiosynthese umkehren. Und das geht, Ihr Körper kann das. Die Fettzellen, die durch diesen biochemischen Vorgang entstanden sind, müssen wieder gespalten werden. Diesen Vorgang nennt man Lipolyse, was nichts anderes bedeutet als das Aufspalten von Fett.

Wir haben also den Stein der Weisen gefunden. Auch wenn wir uns hier in einer biochemischen Miniwelt befinden.

Sie wissen jetzt, wie es geht. Theoretisch.

Es gibt allerdings ein Problem. Der Körper ist durchaus zu dieser Rückverwandlung seiner Körperfettzellen bereit – das zusätzliche Gewicht geht ihm schon lange auf die Nerven. Aber etwas hindert ihn noch, das viele Fett abzubauen.

Sie erinnern sich: Insulin. Es hat die unangenehme Eigenschaft, die Fettzellen zu verschließen. Deshalb verhindert es auch, dass wir mit unserem Fettspaltungstrick weiterkommen: Insulin blockiert die Lipolyse.

Schade. Es wäre so schön gewesen.

Noch mal zurück zu den drei biochemischen Kreisläufen im Trichter: Glykolyse, Citratzyklus und Fettsäurebiosynthese greifen bei der Verarbeitung des Zuckers perfekt ineinander. Das Insulin ist ein Hormon, das diese Kooperation steuert. Wie soll man bei diesem Mechanismus überhaupt noch ans Abnehmen denken? Eine gar nicht so abwegige Frage.

Aus der mittleren Drehscheibe, also dem Citratzyklus, gibt es neben dem Ausgang zur Fettsäurebiosynthese einen weiteren: den zur sogenannten Atmungskette. Auch diese ist eine Drehscheibe und eine besonders wichtige dazu. Dabei ist der biochemische Begriff Atmungskette unglücklich gewählt, denn um Atmung geht es dabei nur in einem sehr weiten Sinne. Eigentlich müsste er Energiestraße heißen, denn dort wird der Hauptteil der Energie für unsere Körperzellen, unseren Körper, produziert. Deshalb wird der Teil unserer Körperzellen – die Mitochondrien –, in dem die Atmungskette stattfindet, auch als Kraftwerk der Zelle bezeichnet.

Die Kohlenhydrate wählen den Ausgang zur Energiestraße aber nicht bzw. nur zu einem Teil. Der Großteil der Kohlenhydrate wandert über die Glykolyse und den Citratzyklus in die Fettsäurebiosynthese. Eiweiße jedoch gehen direkt in den Citratzyklus und von hier aus – ohne Umweg – in die Atmungskette, wo sie in Energie umgewandelt werden.

Genauso die Fette, die nach ihrer Spaltung in den Citratzyklus eingeschleust werden und von dort aus in die Atmungskette, wo auch aus ihnen Energie produziert wird. Nun haben Sie das Kunststück hingekriegt: Der Trichter ist umgedreht worden. Aus Fetten wurde Energie.

Für zwei Grundnährstoffe haben wir das Problem gelöst – Eiweiße und Fette können vom Körper in Energie verwandelt werden, ohne dass dabei neue Fettzellen entstehen.

Bei einem Grundnährstoff müssen wir allerdings passen. Wie Sie es auch drehen: Die Kohlenhydrate fallen immer wieder durch den Trichter durch und setzen sich letztendlich als neues Körperfett ab.

Eiweiße und Fette hingegen lassen sich gut im Körper verwerten. Eiweiße und Fette sind Ihre Freunde.

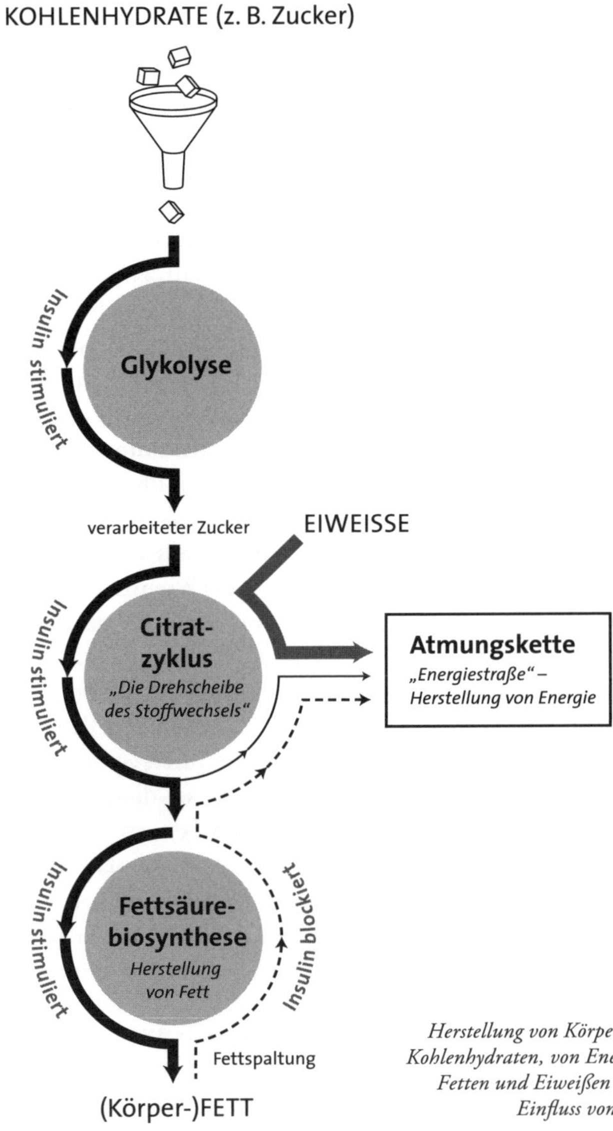

Herstellung von Körperfett aus Kohlenhydraten, von Energie aus Fetten und Eiweißen und der Einfluss von Insulin

Feind Insulin

Es ist eine ganz einfache Tatsache: Wenn Sie weitgehend auf Kohlenhydrate verzichten, nehmen Sie ab.

Bei dem „Trichtermodell" haben Sie gesehen, dass die Fettspaltung Sie vor überflüssigen Fettmassen schützt.

Wie Sie bereits in den ersten beiden Kapiteln über Hormone und Gene gelesen haben, brauchen die Kohlenhydrate ein Transportmittel, um vom Blut in die Zellen zu gelangen. Und das ist Insulin. Wenn es ins Blut ausgeschüttet wird, verschließt es die Zellen für den Abbau von Fett, für die Lipolyse. Und Insulin wird immer, aber auch wirklich immer ausgeschüttet, wenn wir Kohlenhydrate essen.

Kohlenhydrate haben die unangenehme Eigenschaft, dass man schnell wieder Hunger bekommt. Essen Sie zum Beispiel mittags zwei bis drei Pfannkuchen, die aus weißem Mehl bestehen, haben Sie nach kurzer Zeit das Gefühl, vollständig und fast unangenehm gesättigt zu sein. Es dauert aber nicht lange und Sie bekommen wieder Hunger. Auch das hängt mit dem Insulin zusammen. Das Weißmehl sorgt für eine dramatisch schnelle und hohe Insulinausschüttung, der nach kurzer Zeit ein ebenso rapider Abfall folgt. Fällt das Insulin rapide ab, schreit der Körper nach Nachschub und der Mensch bekommt Hunger.

Aber Kohlenhydrate sind nicht nur schlecht, gerade für Sportler haben Sie Vorteile, denn sie liefern Ihr Energiepotenzial schnell beim Körper ab. Deshalb veranstalten Marathonläufer und Radrennfahrer am Abend vor ihren Wettbewerben die legendären Pasta-Partys. Dort werden Unmengen Nudeln vertilgt, deren Energiepotenzial dann beim Rennen abgerufen werden kann. Erst wenn dieses „Nudelreservoir" erschöpft ist, greift der Körper auf seine Fettreserven zurück. Dann kommt beim Marathonläufer „der Mann mit dem Hammer" – also der Moment, an dem die Kraft zur Neige zu gehen scheint.

Diesen Augenblick der Wahrheit wollen die Wettkämpfer, die ja Unmengen von Energie verbrauchen, so lange wie möglich hinauszögern. Deshalb die Kohlenhydratexzesse, die bei einem Normalverbraucher unweigerlich zu neuen Fettwülsten führen würden.

Nun sind Kohlenhydrate an sich noch kein Teufelszeug.

Es gibt Kohlenhydrate und Kohlenhydrate.

Die „schlechten“ Kohlenhydrate lassen das Insulin dramatisch hoch und steil ansteigen wie in dem Beispiel mit den Pfannkuchen; die weniger schlechten führen auch zu einer Ausschüttung von Insulin. Diese Ausschüttung, die Sie sich wie eine Kurve vorstellen können, erfolgt aber flacher und geringer. Deshalb sättigen weniger schlechte oder gute Kohlenhydrate auch deutlich besser. Es gibt dafür den Begriff glykämischer Index, der genau das beschreibt, nämlich den Anstieg des Insulins nach dem Verzehr von Kohlenhydraten. Um genau zu sein: Der glykämische Index beschreibt den Anstieg des Zuckers im Blut. Aber die Kurven von Zucker bzw. Insulin verlaufen etwas zeitversetzt praktisch parallel. Der Blutzuckeranstieg nach dem Essen von Traubenzucker dient dabei als Referenzwert für den glykämischen Index. Ein hoher glykämischer Index weist also auf ein schlechtes Kohlenhydrat hin, ein niedriger auf ein gutes.

Die guten Kohlenhydrate sind: Vollkornbrot, Amarant, Buchweizen, Hirse, Naturreis, Nudeln al dente – also mit etwas Biss –, Gemüse, Äpfel, Beeren usw. Dummerweise stecken die schlechten Kohlenhydrate in vielen Lebensmitteln, die sich großer Beliebtheit erfreuen: weißer Zucker, weißer Reis, (weiche) Nudeln, Kartoffeln, Stampfkartoffeln (Kartoffelpüree), Marmelade, Honig, Kuchen und süße Obstsorten wie Kirschen, Melonen, Birnen, Weintrauben. Genau genommen besteht ein Großteil der modernen westlichen Ernährung aus Kohlenhydraten, und zwar vor allem aus denen mit einem hohen glykämischen Index.

Diese schlechten Kohlenhydrate sind die Hauptverursacher von Übergewicht und Diabetes. Aber vieles deutet darauf hin, dass auch Depressionen, ADHS (Aufmerksamkeitsdefizit- bzw. Hyperaktivitätssyndrom) und andere psychische Erkrankungen durch schlechte Kohlenhydrate zumindest mit verursacht sind.

Sie sehen, es gibt in der Ernährung wirklich einen bösen Buben, nämlich die Kohlenhydrate – besonders die schlechten.

Dennoch gibt es, auch wenn Sie abnehmen wollen, in der Ernährung keine Verbote. Das ist ganz wichtig, denn wenn ich Ihnen etwas oder Sie sich selbst ein bestimmtes Nahrungsmittel verbieten, ist die Wahrscheinlichkeit groß, dass Sie ständig daran denken. Nein, es gibt keine Verbote, Sie dürfen alles essen. Aber Sie sollten sich klar darüber sein, was Sie zu sich nehmen und wozu.

Rein biologisch betrachtet, haben Nahrungsmittel den Zweck, den Körper mit Nährstoffen und damit mit Energie zu versorgen. Deshalb sollten Sie Kohlenhydrate, die den Insulinspiegel stark ansteigen lassen – also Brötchen, Marmelade, Schokoplätzchen und sogar süßes Obst wie Weintrauben –, zu diesem Zweck nicht essen.

Wenn Sie solche Kohlenhydrate essen, dann als Genussmittel im Kreis guter Freunde oder Ihrer Familie, wo das Essen ein geselliges Treffen begleiten soll oder Sie einfach Spaß am Essen haben möchten. Ein schöner Spruch heißt: Die Deutschen nehmen nicht zwischen Weihnachten und Neujahr zu, sondern zwischen Neujahr und Weihnachten. Soll heißen: Sie werden nicht dadurch dick, dass Sie zu Festlichkeiten oder besonderen Anlässen gut und durchaus dann auch kohlenhydratreich essen, sondern Sie werden dick, wenn Sie im Alltag die schlechten Kohlenhydrate verspeisen.

Übrigens: Krebszellen lieben Zucker – deshalb empfiehlt die Humanbiologin Professor Ulrike Kämmerer Krebspatienten insbesondere während der Chemotherapie die ketogene Diät, bei der auf Kohlenhydrate nahezu vollständig verzichtet wird. Dadurch entzieht man den bösartigen Zellen ihre Nahrungsgrundlage, denn tatsächlich brauchen Krebszellen Zucker für ihren Stoffwechsel – „normale" Zellen können hingegen, wie ich Ihnen erzählt habe, sehr gut ohne Kohlenhydrate zurechtkommen. Um Missverständnisse zu vermeiden: Es gibt keinen Beleg dafür, dass Kohlenhydrate Krebs verursachen können, aber ist der Krebs einmal da, sind also Krebszellen vorhanden, dann ernähren sich die von Zucker. Wenn Tumorpatienten auf Zucker und im Optimalfall ganz oder zumindest nahezu ganz auf Kohlenhydrate verzichten – und sich stattdessen eiweiß- und fettreich ernähren, entziehen sie den Tumorzellen ihre Lebensgrundlage, nämlich ihre Ernährung.

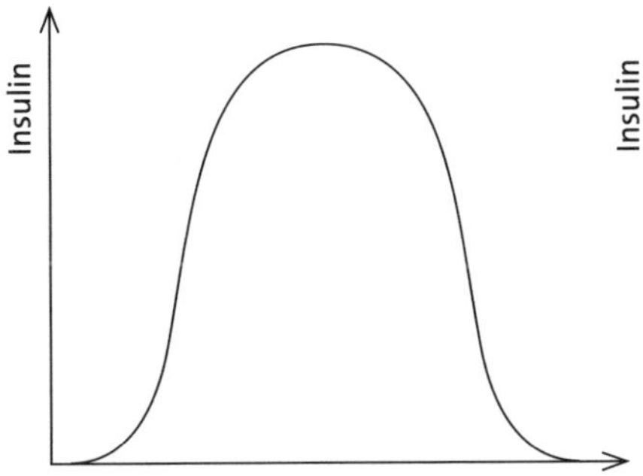

„schlechte" Kohlenhydrate
= nur kurze Sättigung
z. B.
Zucker
Kartoffeln
weißer Reis
Nudeln
weißes Brot
Bananen

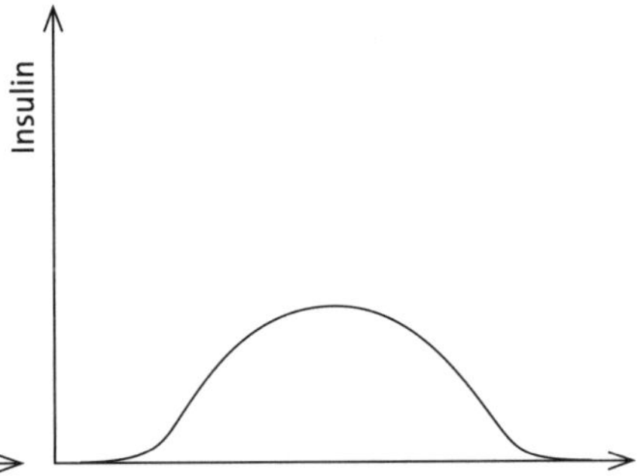

„gute" Kohlenhydrate
= längere Sättigung
z. B.
Naturreis
Nudeln al dente
Äpfel

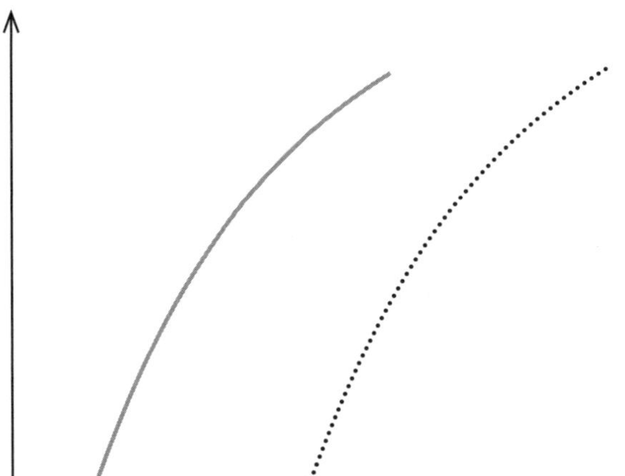

Die Kurven von Blutzucker (links) und Insulin (rechts) verlaufen praktisch parallel. Steigt der Zucker im Blut an (z. B. nach dem Essen von süßem Obst), dann steigt etwas zeitversetzt auch das Insulin.

Ihr Leben als Kohlenhydrate-Esser

Bevor ich Ihnen zeige, wie Sie sich gesund und lecker ernähren und dabei wunderbar abnehmen können, müssen Sie in einen sauren Apfel beißen. Wer lernen will, wie es besser geht, muss vorher die Realität studieren. Und die Realität deutscher Ernährung ist alles andere als erhebend.

Ich möchte Ihnen Herrn Last vorstellen. Er ist Mitte vierzig, wohnt mit seiner Frau in einem netten Häuschen am Stadtrand und betreibt einen Handwerksbetrieb. Beruflich repariert Herr Last TV-Geräte. Er selbst behauptet, keiner könne das besser als er. Ob das stimmt, weiß ich nicht, aber der kleine Betrieb ist voll ausgelastet.

Lassen Sie uns den Fernsehspezialisten einen Tag lang begleiten. Ich verspreche Ihnen interessante Einblicke in die deutsche Wirklichkeit.

Herr Last steht morgens um 6.30 Uhr auf. Gegen 7.15 Uhr frühstückt er mit seiner Frau. Er mag es gerne herzhaft – beim Frühstück. Deshalb isst er ein großes Brötchen mit Wurst und Butter. Dazu gibt es drei Tassen kräftigen Kaffee mit viel Zucker. Das mag er ganz besonders – auch wenn seine Frau immer den Kopf schüttelt, wenn er pro Tasse drei Löffel Zucker nimmt. Dann wird's auch schon Zeit: Herr Last verabschiedet sich von seiner Frau mit einem Kuss.

Sein Wagen steht vor der Tür. Um 8 Uhr ist er bei seinem ersten Kunden, dessen Flachbildschirm flimmert. Er hat zu tun. Bis um 9.30 Uhr, dann setzt er sich auf eine Parkbank und frühstückt sein mitgebrachtes Brötchen mit Käse und Butter. Dabei liest er Zeitung. Um 10 Uhr aber steht er schon vor der Tür des nächsten Kunden – diesmal geht es um eine Dolby-Surround-TV-Anlage.

Herr Last hat bis 12.30 Uhr zu tun. Dann eilt er zu einer nahe gelegenen Kantine, wo er Stammgast ist. Er freut sich, denn heute ist Dienstag und es gibt etwas ganz Besonderes: Currywurst mit Pommes.

Um 13.30 Uhr muss er zu seinem nächsten Kunden, einem Nörgler vor dem Herrn, der ständig anruft und sich über seinen neuen Fernseher beschwert. Diesmal ist wirklich etwas mit dem Gerät nicht in Ordnung – und Herr Last kommt ganz schön ins Schwitzen.

Um 16.30 Uhr ist er dann wieder zu Hause – wie jeden Tag. Seine Frau wartet auf ihn mit Kaffee und Kuchen – das halten sie so seit zehn Jahren.

In meinen Seminaren spiele ich an dieser Stelle immer ein kleines Frage-und-Antwort-Spiel. Ich sage: „Es ist 16.30 Uhr, Herr Last kommt von der Arbeit erledigt nach Hause. Was passiert nun?"

Viele Teilnehmer antworten wie selbstverständlich: „Dann isst er Mittag." Vorausgesetzt, er war mittags nicht in der Kantine und hat bloß eine Stulle gegessen.

Ich halte dann jedes Mal inne und wende mich an das Auditorium: „Ich möchte Sie darauf aufmerksam machen: Es ist halb fünf. Und jetzt gibt es Mittagessen?" Einige nicken dann – und ich bemerke schnell: Bei denen zu Hause ist es nicht anders.

„Sie kennen doch den alten Spruch: ‚Frühstücken wie ein Kaiser, Mittagessen wie ein König und Abendessen wie ein Bettelmann'? Das war klug. Die Leute haben früher viel von gesunder Ernährung verstanden. Aber wie ist das heute?" Da geht meist ein Raunen durchs Publikum – bis sich einer meldet und sagt: „Heute ist es genau umgekehrt."

Leider stimmt das. Oft wird bescheiden gefrühstückt – wie ein Bettelmann eben. Oder auch gar nicht. Viele Dicke frühstücken nicht, und manche von ihnen glauben, das würde ihnen helfen, schlanker zu werden. Dabei ist gerade das Frühstück so immens wichtig. Essen liefert Energie und jeder braucht tagsüber Energie. Also muss morgens gut gegessen werden. Sonst bleiben Sie irgendwann liegen, wie ein Auto, dem der Kraftstoff ausgegangen ist – mitten auf der Strecke.

Jemand, der morgens nicht frühstückt, bekommt irgendwann Hunger. Er isst viel und das Falsche. Hunger endet meistens in Kontrollverlust. Dann wird das gegessen, was einem in die Hände fällt – meistens sind das Unmengen Kohlenhydrate.

Aber bleiben wir bei unserem Handwerkermeister, Herrn Last. Nach Kaffee und Kuchen setzt er sich an seinen Schreibtisch und erledigt den Papierkram. Das geht so bis 19 Uhr. Dann ruft seine Frau zum Abendessen. Sie hat den Tisch liebevoll gedeckt. Es gibt fertig geschmierte Brote mit Butter, Käse, Wurst, Gurke und Tomate.

Danach unterhält sich das Ehepaar über den Tag. Dieses Gespräch ist beiden wichtig. Um 20 Uhr setzen sie sich gemütlich vor den Fernseher. Bei dieser Abendunterhaltung gibt es für Herrn Last eine

Flasche Bier. Seine Frau hat auch Chips bereitgestellt. Um 22.30 Uhr ist ihr Tag beendet. Sie gehen zu Bett.

Wie sieht die Insulinkurve bei Herrn Last aus? Herr Last hat einen insgesamt hohen Insulinspiegel. Es beginnt mit den Brötchen zum Frühstück und dem vielen Zucker im Kaffee, das Brötchen in der Frühstückspause, dann in der Kantine die Pommes mit dem Riesenklatsch Ketchup, der fast nur aus Zucker besteht.

Dazwischen geht der Insulinspiegel mal runter, aber beim Kuchen und dem gezuckerten Kaffee mit der Gattin schießt er wieder in die Höhe. Das hat zur Folge, dass er nie richtig satt wird – egal wie viele Chips und Brote ihm seine Frau abends hinschiebt: Er wird sie alle verputzen.

Das ist ein wahrer Teufelskreis: Herr Last isst Unmengen Kohlenhydrate, der Insulinspiegel schießt hoch, fällt aber gleich wieder ab – und er isst wieder: vornehmlich Kohlenhydrate, durch die das Insulin erneut in Wallung gerät und er erneut Hunger bekommt.

„Ist Ihnen noch was aufgefallen?“, frage ich im Seminar. Einige schauen ratlos. Aber es gibt auch welche, die dann antworten: „Herr Last hat so gut wie kein Gemüse gegessen, kein Obst und keinen Salat.“

Das stimmt – und es spricht nicht dafür, dass Herr Last sein Gewicht, das sowieso schon ziemlich weit oben ist, halten kann.

Wie müsste der Insulinspiegel aussehen, wenn er abnehmen will? Gut wäre ein niedriges Niveau – und zwar schon zu Beginn. Natürlich ist ein kleiner Anstieg während des Frühstücks nicht zu vermeiden. Aber wenn der von einem tiefen Stand ausgeht und auch nicht ganz so dramatisch ausfällt, dann wäre schon viel gewonnen.

Auch Ihr Insulin sollte während des Tages nur einmal oder höchstens zweimal kurz und leicht ansteigen. Sie können ruhig drei Mahlzeiten einnehmen, nein, Sie sollen es sogar – aber dann bitte nur zwei mit Kohlenhydraten.

Bei der ketogenen Diät bleibt der Insulinspiegel immer im Keller – und das wäre wunderbar für Sie. Ich verstehe aber auch, dass die meisten Menschen diese radikale Form der Ernährung – eine praktisch kohlenhydratfreie Kost – nicht schaffen. Müssen sie auch nicht. Es geht anders, wie ich Ihnen zeigen werde.

Ihr Freund, das Eiweiß

Wenn Sie also wenige Kohlenhydrate essen sollen, bleiben von den Hauptbestandteilen der Nahrung Eiweiße und Fette. Was machen nun die Eiweiße?

Um Sie nicht mit noch mehr Biochemie zu belasten, hier ein klares Wort: Wenn die Kohlenhydrate Ihr Feind sind – dann sind die Eiweiße Ihr Freund. Sie wissen ja: Eiweiße bauen die Muskulatur auf. Eiweiße stimulieren das Immunsystem. Beim Eiweiß haben Sie also eine positive Bilanz. Ich kann Ihnen beruhigt empfehlen: Essen Sie Eiweiße.

Und wie viel Eiweiß dürfen Sie essen?

Darüber gibt es Streit in der Fachwelt. Ich vertrete die Auffassung: 1–1,5 Gramm Eiweiß pro Kilo Körpergewicht am Tag sind völlig in Ordnung. Wenn Sie krank sind, dürfen es ruhig bis zu 2 Gramm pro Kilo und Tag sein – immer vorausgesetzt, Ihre Nieren sind gesund!

In Deutschland gibt es eine Instanz, die für die Volksernährung ebenso wichtig zu sein scheint wie der Papst für die Katholiken: die Deutsche Gesellschaft für Ernährung (DGE).

Leider hinken die Mitglieder der DGE mit vielen ihrer Empfehlungen der Zeit hinterher. Viele Ratschläge entsprechen nicht mehr dem aktuellen Stand des medizinischen Wissens. So empfiehlt die DGE nur 0,8 Gramm Eiweiß pro Kilo Körpergewicht. Nach ihrer Vorstellung soll sich der Hauptteil unserer Nahrung aus Kohlenhydraten zusammensetzen, und es sollen deutlich weniger Fette und eben auch Eiweiße sein. Die DGE ignoriert dabei die Gesetze des Stoffwechsels.

Sicher fassen Sie sich jetzt an den Kopf: Da streiten sich welche um des Kaisers Bart. 0,8 oder 1,5 Gramm pro Tag – das sind doch winzige Mengen, die machen sich in der Nahrung kaum bemerkbar.

Da irren Sie sich. Es geht hier um beträchtliche Eiweißmengen. 1,5 Gramm Eiweiß pro Kilo heißt: Ein Mann mit 90 Kilo Gewicht darf bis zu 135 Gramm Eiweiß pro Tag essen. Das ist sehr viel, wenn man sich vorstellt, dass 600 ml Milch circa 20 Gramm Eiweiß enthalten. Eine gute Handvoll Fleisch, also etwa 100 Gramm, entsprechen ebenfalls circa 20 Gramm Eiweiß. Bei 135 Gramm Tagesmenge heißt das, Sie können problemlos etwa 700 Gramm Fleisch am Tag essen – was Sie natürlich nicht tun werden, denn es gibt noch genug andere Möglichkeiten, Ihre Eiweiße zu sich zu nehmen und satt zu werden.

Weiter: 1 Ei enthält 6 Gramm Eiweiß. Eier sind gesund, sie liefern unter anderem Vitamin A, Vitamin D und Zink. Überhaupt enthalten Eier fast alle Vitamine und Mineralstoffe, die für uns Menschen wichtig sind. Außerdem bestehen sie aus hochwertigem Eiweiß. Also, essen Sie Eier. Für Ihren Cholesterinspiegel ist es egal, ob Sie ein Ei am Tag essen oder ein Ei in der Woche; das wissen wir aus mittlerweile mehreren wissenschaftlichen Arbeiten.

Eine Scheibe Käse macht etwa 6 Gramm Eiweiße aus. Sie müssten also als 90-Kilo-Mann etwa 25 Scheiben Käse essen, um Ihren maximalen Eiweiß-Tagesbedarf zu decken.

Sie sehen, es ist gar nicht so einfach, auf diese Tagesmenge zu kommen. Eiweiße haben noch eine besonders interessante Eigenschaft – sie sättigen hervorragend. Ein gutes Stück Fleisch macht ganz anders satt als eine Riesenschüssel mit Nudeln oder Kartoffeln.

In einem guten Abnehmkonzept spielen heutzutage auch Eiweißshakes eine wichtige Rolle. Wahrscheinlich ahnen Sie jetzt schon, warum das so ist. Genau, es liegt an der wichtigen Funktion der Eiweiße für unseren Körper und besonders für den Erhalt oder sogar den Aufbau von Muskeln. Sie erinnern sich, die Muskeln verbrennen das Fett und sind deshalb so unverzichtbar, wenn Sie abnehmen möchten. Es gibt Eiweißshakes auf Kuhmilchbasis und auf Sojabasis. Das ist einerseits wichtig, um zu variieren, andererseits aber auch, weil es heutzutage eine Reihe von Menschen gibt, die eine Unverträglichkeit auf Kuhmilcheiweiße haben. Fürs Abnehmen ist es egal, ob Sie sich für den Shake aus Kuhmilcheiweiß oder Sojaeiweiß entscheiden. Ein Eiweißshake kann auch eine gute Variante für den Hunger zwischendurch sein. Ich habe jeden Vormittag gegen 11 Uhr ein kleines Leistungsloch; dann trinke ich meinen Shake und bin danach gesättigt und habe auch wieder Energie.

Es gibt noch einen Punkt, der gute Shakes so charmant macht: Sie enthalten natürliche Vitamine, die das Stoffwechselsystem am Laufen halten. Dieses System können Sie sich wie ein großes Riesenrad auf dem Rummel vorstellen. Die Vitamine spielen die Rolle der großen Stahlschrauben, die die Konstruktion zusammenhalten und den Betrieb garantieren.

Würden Sie sich in ein Riesenrad setzen, bei dem einige dieser Schrauben fehlen? Ganz bestimmt nicht.

Keine Angst vor Fett

Es müsste mal jemand die Geschichte der Fette schreiben. Nicht die biochemische Geschichte – die ist seit Jahrmillionen fast unverändert. Nein, die ideologische Geschichte der Fette. Welche Bedeutung hatte das Fett im Laufe der Zeit. In harten Zeiten galt es als Heilsbringer, weil die Menschen es vergöttern, wenn sie nicht genug Nahrung hatten. Während des Wirtschaftswunders war es ein Glücksbringer, denn die Menschen der 50er-Jahre hatten genug von der Mangelernährung der Nachkriegszeit und leisteten sich mit mehr Wohlstand auch wohlschmeckende, also fette Speisen. Doch dann kam die Ära der Fettverteufeler. Die haben das arme Fett zum Bösewicht schlechthin ernannt. Es wurde zum Verursacher vieler Krankheiten wie Bluthochdruck, Herzinfarkt und Schlaganfall degradiert. Und es war fortan auch der Verursacher des Übergewichts. Auf welcher wissenschaftlichen Grundlage all das passierte, ist bis heute nicht ganz klar. Anders formuliert: Eigentlich gab es von Anfang an keinen wissenschaftlichen Beleg dafür, dass Fett fett oder krank macht.

Ich würde gerne eine neue Ära einleiten: die Ära des gesunden Fettes. Aber dafür muss ich Ihnen erst einmal zeigen, was Fette überhaupt sind.

Es gibt die gesättigten Fette. Das sind tierische Fette, also Milch, Käse, Wurst, Butter, Sahne usw. Dann haben wir die pflanzlichen Fette. Sie sind fast immer flüssig, nämlich in Ölen.

Die Lebensmittelindustrie braucht pflanzliche Fette aber oft in harter Form, weil sie sie sonst nicht in ihren Fertigprodukten verarbeiten kann. Also werden flüssige Pflanzenfette auf Temperaturen von 150 bis 250 Grad Celsius erhitzt. Dabei geschieht aber noch mehr als das. Die Fette entarten dabei chemisch. Durch den Härtungsprozess entstehen sogenannte Transfette – sie sind alles andere als gesund.

Transfette sind entzündungsfördernd, und Sie wissen bereits, dass jahrelange, schleichende Entzündungsprozesse die Grundlage für jede oder für nahezu jede chronische Krankheit sind. Ich bezeichne die Transfette gerne als abartige Fette. Die Natur hat sie nämlich nicht vorgesehen, sie sind ein künstliches Produkt. Sie sollten also einen großen Bogen um Transfette machen.

Übrigens hat auch die Politik das Übel an den Transfetten mittlerweile erkannt. In Österreich gibt es seit 2009 eine Transfettverordnung, nach der Fette, fette Öle und Lebensmittel mit mehr als 20 Prozent Fett nur noch bis zu 2 Prozent aus Transfetten bestehen dürfen. Lebensmittel mit einem Fettgehalt über 20 Prozent dürfen bis zu vier Prozent aus Transfetten bestehen. In Deutschland gibt es eine solche Verordnung nicht.

Transfette sind billig. Viel billiger als gesunde Fette. Deshalb verfolgen sie uns, vor allem in billigen Lebensmitteln. Wir finden Transfette in der einst so gefeierten Margarine. Vergessen Sie die Sparappelle, essen Sie lieber Butter als Margarine. Das tut Ihnen gut.

Transfette finden sich zuhauf in billiger Schokolade, in fertigem Gebäck und natürlich in Frittierfett. Ein Kollege von mir hat es in einem Vortrag so formuliert: „Transfette sind das, was die Fast-Food-Ketten nachts aus ihren Töpfen kratzen." Würden Sie das essen wollen?

Es gibt neben den gesättigten und den gehärteten Fetten eine dritte Gruppe: die mehrfach ungesättigten Fette. Die beiden für uns wichtigsten sind die Omega-3- und die Omega-6-Fette. Das sind zwei ganz spannende Kameraden. Beide sind lebenswichtig, wir brauchen beide. Aber sie sind Gegenspieler. Dazu mehr im nächsten Kapitel.

Schließlich gibt es noch einfach ungesättigte Fette. Die finden sich zum Beispiel in Avocados, Nüssen, Oliven, Olivenöl, Wild und Blattgemüse – alles sehr gesunde Nahrungsmittel. Deshalb sehr gesund, weil der Körper unbedingt Fette braucht, gute Fette, die ihn nicht belasten. Das Gehirn besteht zu 70 Prozent aus Fett – dabei zu einem Gutteil aus Omega-3-Fetten.

Die Walnuss sieht aus wie ein Gehirn und enthält viele gute Omega-3-Fette. Nüsse sind überhaupt als Snack zwischendurch sehr erwünscht.

Es gilt also: Essen Sie Fett! Aber bitte keine schädlichen Transfette und – das nehme ich schon einmal vorweg – wenige Omega-6-Fette. Tierische Fette sind nach heutigem medizinischen Wissen gesundheitlich neutral, Sie können sie bedenkenlos zu sich nehmen. Sie schmecken und sättigen hervorragend, und es wird nicht mehr lange dauern und die Forschung wird auf dem Standpunkt stehen: Tierische Fette sind gesund.

Rapsöl, Leinöl, Walnussöl, Nüsse, fette Kaltwasserfische wie Makrele, Hering oder Lachs enthalten in großer Menge Omega-3-Fette, sie sind wichtig für Patienten mit Bluthochdruck, Herzinfarkt oder Schlaganfall, Diabetes, Krebs und Rheuma. Gute Omega-3-fettreiche Öle wie Raps- oder Leinöl sollten täglich auf Ihrem Speiseplan stehen; fetter Kaltwasserfisch mehrmals pro Woche. Olivenöl enthält kaum Omega-3-Fette, dafür aber große Mengen an den ebenfalls gesunden einfach ungesättigten Fetten und sollte deshalb auch jeden Tag von Ihnen verzehrt werden. Wer den Bedarf an Omega-3-Fetten mit der Nahrung allein nicht decken kann, dem empfehle ich zusätzlich Fischölkapseln. Patienten mit chronischen Krankheiten wie Bluthochdruck oder Rheuma sollten in jedem Fall zusätzlich Fischölkapseln einnehmen.

Fette

Gesättigte Fette
(tierische Fette)

😐 Wurst
Käse
Butter
Sahne
Schwein
Rind

Gehärtete Fette
(abartige Fette)

☹ Margarine
Gebäck
Fritierfett
billige Schokolade
= pflanzliche Fette,
industriell gehärtet

Ungesättigte Fette

Einfach ungesättigt

☺ Olivenöl
Rapsöl
Nüsse
Wild

Mehrfach ungesättigt

☺ **Omega-3**
Rapsöl
fette Kaltwasserfische
Leinöl
Nüsse

☹ **Omega-6**
Sonnenblumenöl
Distelöl
Margarine

Vielfalt auf dem Teller

Wie ernähre ich mich nun, um abzunehmen?

Dazu habe ich schon zwei wichtige Anhaltspunkte gegeben: So wenige Kohlenhydrate wie möglich, denn sie sind die eigentlichen Dickmacher. Und Sie sollten so essen, dass Ihr Insulinspiegel niedrig beginnt und während des Tages nicht mehr als ein- oder zweimal mäßig ansteigt.

Ich will Ihnen den Speiseplan eines Tages vorführen – so wie ich ihn mir vorstelle. Sie werden schnell erkennen, worum es geht, und sich anhand meines Musterplans unendlich viele Varianten für unendlich viele Tage zusammenstellen können.

Das Frühstück ist zum Sattessen da. Deshalb gibt es eine große Portion Vollkornhaferflocken mit Milch (Kuh- oder Sojamilch) und viel Obst. Als Alternative darf es auch ein hochwertiger Eiweißshake sein.

Ich habe auch eine B-Variante für alle, die keine Haferflocken und kein Obst morgens mögen. Das ist allerdings die etwas schlechtere Wahl: zwei Vollkornbrötchen, gerne mit Butter, Wurst, Käse oder vegetarischem Brotaufstrich.

Zum Mittagessen kommt bei mir eine große Portion Fleisch oder Fisch (Kaltwasserfisch wie Lachs, Makrele, Hering, Thunfisch, Sardine) auf den Tisch. Dazu ebenfalls eine große Portion Gemüse. Wer kein Fleisch mag, nimmt einen Fleischersatz aus Soja. Mit „groß" meine ich, dass jeder selbst bestimmt, wie viel er davon nehmen will, um satt zu werden. Aber satt werden ist entscheidend; das ist das Ziel. Abwiegen müssen Sie nichts.

Mittagessen wie ein König, sagt das alte Sprichwort. Das heißt, dass es zu Fleisch und Gemüse auch noch Naturreis gibt. Als Nachtisch kommt Obst oder ein Joghurt auf den Tisch. Die – fast genauso gute – B-Variante bietet statt Naturreis auch Nudeln al dente oder Salzkartoffeln.

Wer abnehmen will, sollte so essen, dass das Insulin insbesondere abends unten ist. Wir nehmen am besten nachts ab. Das liegt an einem weiteren Hormon, dem nachtaktiven Wachstumshormon. Der Name ist etwas irreführend. Das Wachstumshormon spielt zwar in der Tat in unserer Wachstumsphase, also in Kindheit und Jugend, eine wesentliche Rolle. Es hat aber noch eine andere wichtige

Funktion: Es repariert nachts all das in unseren Zellen, was tagsüber durch Ärger oder körperliche Belastung zu Schaden gekommen ist. Für diese Reparaturarbeiten braucht es Energie, viel Energie. Diese nimmt es sich aus den Fettzellen oder aus der Muskulatur. Wenn Sie am Abend so gegessen haben, dass Ihre Fettzellen verschlossen sind, dann muss sich das Wachstumshormon seine Energie aus Ihren wichtigen Muskelzellen nehmen. Haben Sie abends aber keine Kohlenhydrate gegessen und sind Ihre Fettzellen geöffnet, dann nimmt sich das Wachstumshormon seine Energie aus dem Fett.

Also essen Sie insbesondere abends so, dass das Insulin unten ist. Es gibt demnach einen Eiweißshake oder eine große Portion Zaziki, Bärlauchquark oder Kräuterquark. Wenn Sie mögen, wieder mit einer großen Portion Gemüse.

Die B-Variante serviert eine große Portion Salat mit Ei, kaltem Fleisch, Käse und Olivenöl. Wenn Sie abends warm essen wollen, gibt es eine Portion Fleisch oder Soja mit viel Gemüse. Allerdings ohne Kartoffeln, Reis oder Nudeln.

Natürlich sollen Sie auch genügend trinken. Sie können es sich aussuchen: Kaffee, Tee oder Wasser. Allerdings keine Softdrinks. Auch Wein können sie ab und zu trinken. Rotwein ist gesund, aber nur in Maßen. Auf keinen Fall sollten Sie jeden Abend Alkohol trinken.

Adipositas-Patienten haben in aller Regel ein extrem hohes Insulinniveau, von dem sie erst einmal runterkommen müssen. Deshalb haben Dicke am Anfang auch immer wieder zwischendurch Hunger. Natürlich sollen sie dann essen. Alles ist erlaubt, was das Insulin neutral lässt – also alles, was Eiweiß und/oder Fette, aber keine oder zumindest kaum Kohlenhydrate enthält. Das sind Käse, Fleisch, Naturjoghurt oder -quark, aber auch Nüsse, Gemüse oder ein Eiweißshake.

Natürlich sollen Sie sich auch etwas gönnen, wenn Sie nach der Arbeit entspannen wollen. Es gibt eine reichhaltige Palette zur Auswahl: Schinkenröllchen mit Spargel oder Gurken, Quark mit Gemüse zum Dippen oder Käsewürfel. Am Sonntag können Sie sich einen guten trockenen Rotwein genehmigen, falls Sie Wein mögen. Bier ist ungünstig, aber nicht verboten. Denken Sie daran: Man wird dick durch das, was man alltäglich macht, nicht durch die Ausnahme, die man sich mal gönnt. Also wenn es sein muss – auch ein Bier, aber nur ab und zu.

Sie sehen: Abnehmen geht wunderbar ohne Verzicht und Zwang. Sie können gut und lecker essen, auch ohne Kohlenhydrate. Dafür gibt es dann Eiweiße und Fette, Vitamine und Mineralstoffe. Davon nehmen Sie nicht nur ab, das ist nicht nur lecker – das ist auch gesund. Darum geht es nämlich auch. Und das zeige ich Ihnen im nächsten Kapitel.

Kohlenhydrate		**Fette**	
Hoher Insulinanstieg	**Mittlerer bis niedriger Insulinanstieg**	**Tierische Fette**	**Pflanzliche Fette**
z. B.	z. B.	z. B.	z. B.
Zucker	Pellkartoffeln mit Schale	Butter	Olivenöl
Weißbrot	Natur- bzw. Vollkornreis	Wurst	Rapsöl
Weißmehl	säuerliches Obst (Stachelbeeren, Brombeeren, Johannisbeeren, Grapefruit, Boskop-Apfel)	Käse	Leinöl
süße Säfte	Vollkornbrot	Fleisch	Sonnenblumenöl
Süßigkeiten	Vollkorngetreide	Fisch	Distelöl
Marmelade	Gemüse	Wild	Weizenkeimöl
Nougatcreme		Schmalz	Sojaöl
Honig		Sahne	Nussöle
Sirup			
weißer Reis			
Nudeln			
Kartoffelpüree			
süßes Obst			

Eiweiße	
Tierische Eiweiße	**Pflanzliche Eiweiße**
z. B.	z. B.
Eier	Hülsenfrüchte, z. B.: Erbsen, Linsen, Bohnen, Soja
Milchprodukte, z. B. Joghurt, Quark, Buttermilch, Sahne, Dickmilch …	Getreide, z. B.: Hafer, Weizen, Roggen, Reis, Mais, Gerste, Hirse
Fleisch, z. B.: Schwein, Rind, Lamm …	Pseudo-Getreide, z. B.: Quinoa, Amarant, Buchweizen, Hanf
Geflügel, z. B.: Ente, Huhn, Pute …	Sprossen, z. B.: Bambussprossen
Wild, z. B.: Reh, Wildschwein, Hase …	Nüsse und Samen, z. B.: Walnuss, Haselnuss, Mandeln, Kürbiskerne
Fisch, z. B.: Lachs, Hering, Scholle …	Algen, z. B.: Spirulina
Meeresfrüchte, z. B.: Krabben, Muscheln, Hummer …	

So bleiben Sie dauerhaft schlank und gesund

Sie haben nun alles, was Sie brauchen, um schlank zu werden. Sie kennen die Kunst des Abnehmens. Was Sie nun noch brauchen, ist das Wissen, wie Sie auch schlank bleiben.

Ich will Ihnen zeigen, dass auch das möglich ist. Schlank werden und bleiben Sie nicht durch eine Diät – das wissen Sie mittlerweile. Schlanksein hat nichts mit schnellen Gewichtsreduktionen zu tun. Und erst recht nichts mit Wundermitteln und schnellen Rekorden. Das Modell mit den drei Säulen kennen Sie bereits; die erste davon ist die Ernährung. Schlank werden und bleiben Sie, wenn Sie verstehen, sich gesund zu ernähren.

Dazu gehört mehr als nur die Auswahl der Zutaten Ihrer Speisen. Dazu gehört, dass Sie sich satt essen. Sie sollen nicht hungern. Sie tun sich etwas Gutes beim Essen. Also, achten Sie darauf, was und wie Sie essen.

Das *Wie* bedeutet: Essen ist Lebenskultur. Essen macht Spaß. Es ernährt Sie nicht nur, es bereichert auch Ihr Leben. Gutes Essen fördert das Wohlbefinden. Daraus resultiert nicht nur körperliche, sondern auch geistige Gesundheit.

Was ist also wichtig, wenn Sie dauerhaft schlank bleiben wollen?

Vergessen Sie die elende Kalorienzählerei – das Abwiegen und Abzählen der Lebensmittel, der Verzicht auf Dinge, die Sie mögen. Die Qualität des Essens jedoch ist wichtig.

Wenn Sie das beherzigen, bleiben Sie schlank. Sie bleiben nicht nur schlank, sie bleiben bzw. werden auch gesund. Und dass das eine mit dem anderen zusammenhängt, das werde ich Ihnen in diesem Schlusskapitel zeigen.

Dauerhaftes Schlanksein, dauerhafte Gesundheit – und Glück.

Das Fett – eine Karriere

Demenz, Krebs, Infarkt – das alles sind Erkrankungen, die auf jahrelangen chronischen Entzündungsherden beruhen. Es gibt Fette, die diese Entzündungen blockieren. Zu den wichtigsten zählen die Omega-3-Fette.

Die Gegenspieler der Omega-3-Fette sind die Omega-6-Fette. Die beiden treten meist zusammen auf. Sie spielen also Good Cop, Bad Cop.

Sie kennen das sicher aus amerikanischen Krimis: Zwei Polizisten nehmen sich gemeinsam einen Verdächtigen vor. Der eine schreit ihn an und droht ihm. Der Verdächtige ist völlig eingeschüchtert. Da kommt der zweite Polizist, der Good Cop, er zeigt Verständnis, bietet eine Zigarette und was zu trinken an – schon vertraut ihm der Verdächtige und sagt alles, was er weiß. Der eine hilft, der andere verbreitet Angst und Schrecken.

Während die Omega-3-Fette also Entzündungen bekämpfen und den Blutdruck senken, tut Bad Cop Omega-6 das Gegenteil: Der Blutdruck wird gepuscht und Entzündungsherde werden angefacht. Dieser Bad Cop hat übrigens den gleichen Effekt wie das Zigarettenrauchen – auch das wirkt entzündungsfördernd.

Dennoch werden Omega-6-Fette in großer Menge konsumiert. Sie sind in vielen billigen Ölen versteckt, und die Lebensmittelindustrie benutzt sie zur Herstellung ihrer beliebten Fertigprodukte. Deshalb kostet hochwertige Mayonnaise, die neben Eigelb das teure, aber gesunde Olivenöl enthält, zwei Euro mehr als billige Mayonnaise, die neben Eigelb aus vor Omega-6-Fetten nur so strotzendem Sonnenblumenöl besteht. Rapsöl, Leinöl, Walnussöl – das sind, wie alle Omega-3-Fette, gesunde Lebensmittel. Sie machen nicht dick. Und das ist ja wichtig für Sie, wenn Sie schlank bleiben wollen.

Warum, so fragen Sie sich jetzt sicher, brauchen Sie Fette, die den Blutdruck steigern?

Die Natur hat diesen Weg gefunden, um den Menschen zu schützen. So haben unsere Vorfahren in der Frühzeit nur überlebt, wenn sie bei Gefahr blitzschnell reagieren konnten. Der Blutdruck muss hochschnellen, damit der Körper zu „Fight-or-flight“ in der Lage ist. Wenn den heutigen Menschen eine Infektionskrankheit erwischt hat, muss der Körper sich mit allen Mitteln gegen die Eindringlinge, Bakterien und Viren, wehren können. Er tut dies durch Entzündungen – und die werden durch Omega-6-Fette hervorgerufen. Ebenso wie der Bluthochdruck, der die zur Flucht oder zum Kampf benötigten Stoffe blitzschnell in die Zellen befördert. Eine Entzündungsreaktion kann also durchaus etwas Sinnvolles sein.

Omega-3-Fett senkt also den Blutdruck, es macht das Blut dünn und blockiert Entzündungen. Die beiden Fette ergänzen sich. Was das eine nicht kann, kann das andere. Was das eine übertreibt, macht das andere wieder wett.

Und was glauben Sie, in welchem Verhältnis sollte der Mensch diese Omega-Fette zu sich nehmen? Ihre spontane Antwort lautet sicher: Mehr Omega-3- als Omega-6-Fette.

Wie aber sieht die Realität aus?

Das Verhältnis, in dem die meisten Deutschen Omega-3- und Omega-6-Fette zu sich nehmen, ist etwa 1:18. Also 18-mal mehr Omega-6 als Omega-3.

Lesen Sie hier nochmals die DGE mit ihrer Empfehlung: Sie hält ein Verhältnis von 1:5 für sinnvoll. Also ein Teil Omega-3-Fett zu fünf Teilen Omega-6-Fetten. Wollen Sie noch lesen, was die Forschung dazu sagt?

Sie hält ein Verhältnis von 1:1 für gesund und erstrebenswert. Das heißt: Wir sollten darauf achten, dass wir nicht mehr Omega-6-Fette zu uns nehmen als Omega-3-Fette. Das ist natürlich ein Ideal. Es wird so gut wie nie erreicht.

So gut wie nie. Aber es geht durchaus. Bei den Eskimos im hohen Norden, dem Volk der Inuit, hat man das Verhältnis 1:1 bei den Omega-Fetten festgestellt.

Und den Inuit geht es gut. Weil am Nordpol keine Pflanzen wachsen, ernähren sie sich fast ausschließlich von Fisch. Also 1:1. Bei uns schafft man das kaum.

Die nicht so günstigen Omega-6-Fette nehmen wir in Sonnenblumenöl, Distelöl und Margarine zu uns. Im Sonnenblumenöl, das ja lange als Wahrzeichen gesunder Ernährung galt, ist das Verhältnis zwischen Omega-6 und Omega-3 etwa 120:1. In Distelöl ist es circa 150:1.

Wie kommt es dazu, dass die Omega-Fette in einem so desaströsen Verhältnis – nämlich von 18 Teilen Omega-6-Fetten zu einem Teil Omega-3-Fett – konsumiert werden? Ganz einfach. Diese Öle sind billig, deshalb werden sie, ob als Distelöl oder Sonnenblumenöl, in Fertiglebensmitteln verarbeitet.

Besser ist das Omega-6-Omega-3-Verhältnis in Walnussöl (4:1) und in Rapsöl (2:1). Lediglich Leinöl hat mehr Omega-3- als Omega-6-Fette, nämlich viermal so viel. Mit Leinöl lässt sich aber nicht braten und es verdirbt schnell, weil es leicht oxidiert. Außerdem schmeckt es vielen nicht – es hat einen leicht herb-bitteren Beigeschmack. Wenn Sie zu den Menschen gehören, die es mögen, dann gewöhnen Sie sich an, jeden Tag zum Essen einen bis zwei Esslöffel Leinöl zu sich zu nehmen. Die guten Öle sind natürlich etwas teurer – aber um vieles gesünder. Wenn Sie zu Hause noch Distelöl oder Sonnenblumenöl haben, dann werfen Sie die weg – das sind Krankmacher und Sie wissen jetzt auch warum.

Ein Wort zum Olivenöl: Auch das ist ein sehr gesundes Öl, obwohl es kaum Omega-3-Fette, aber eben auch kaum Omega-6-Fette enthält. Olivenöl besteht in der Hauptsache aus den sehr gesunden einfach ungesättigten Fettsäuren.

Auch Kaltwasserfisch hat ein ideales Fettverhältnis: Er enthält ungewöhnlich viel Omega-3-Fett – deshalb geht es den Inuit so gut. Sie fragen sich natürlich, wieso ausgerechnet der Kaltwasserfisch so viel Omega-3-Fett hat.

Wenn man Sie vor Norwegen ins Meer werfen würde, was würde wohl passieren? Genau, Sie würden erfrieren. Damit das dem Fisch, der zudem noch in großer Tiefe und damit auch großer Kälte schwimmt, nicht passiert, besitzt er ein natürliches Frostschutzmittel – das Omega-3-Fett.

Wenn Sie also gesund bleiben und alt werden wollen, ohne zu leiden, sollten Sie diese hilfreichen Fette essen. Früher hat man das anders gesehen – leider. Aber heute wissen wir mehr. Deshalb: Schauen Sie sich genau an, welche Fette die Lebensmittel enthalten, die Sie kaufen wollen. Es lohnt sich für Sie.

Fett ist also beileibe kein Teufelszeug. Das Kriterium, mit dem Sie an die Fette herangehen, sollte Ihre Gesundheit sein. Was macht dieses Fett mit meinem Körper? Was ist gut, was ist weniger gut, was ist richtig schlecht?

Wenn Sie also wissen, wer Good Cop und wer Bad Cop ist, dann können Sie nichts falsch machen.

Die Sünden der Ernährung

Das eine ergibt sich aus dem anderen. Wenn Qualität ein Garant dafür ist, dass Sie gesund bleiben und schlank, dann heißt das auch: Sie sollten qualitätsbewusst einkaufen und sich qualitätsbewusst ernähren.

Nehmen Sie sich also Zeit für den Einkauf. Das ist wichtig.

Es geht schnell, das Erstbeste und Billigste in den Einkaufswagen zu werfen. Aber es braucht seine Zeit, wenn Sie sich anschauen, was in den Lebensmitteln enthalten ist.

Das bedeutet natürlich: keinen Industriemüll kaufen. Fertiglebensmittel sind untauglich für Ihre Gesundheit. Also keinen industriell verarbeiteten Eiersalat, Krabbensalat, keine fertige Lasagne, keine Tütensuppen oder Fertigsoßen, keine industriell hergestellten Kekse oder Kuchen. Als Ersatz greifen Sie zu den Rohstoffen und verarbeiten Sie diese selbst: aus Joghurt und frischen Erdbeeren wird ein Erdbeerjoghurt ohne Zucker. Aus knackigen Salatköpfen, frischer Zitrone, Olivenöl, Käse und Fleisch wird ein Salatteller – der allerdings keine Soße mit schlechten Ölen und anderen Dickmachern enthält.

Fast alle Fertigprodukte enthalten Zucker. Die Industrie weiß, worauf die Geschmacksnerven der meisten Käufer anspringen. Dabei ist Zucker, wie Sie nun wissen, der Dick- und Krankmacher schlechthin. Es hat sich übrigens gezeigt, dass hyperaktive Kinder sehr schnell ruhig werden, wenn man überzuckerte Produkte wie Fertigpuddings oder Limonaden wie Eistee, Fanta, Sprite und Co. aus ihrer Ernährung herausnimmt. Das Achterbahnfahren des Blutzuckers bei hohem Zuckergenuss ist nicht nur körperlich, sondern auch psychisch eine enorme Belastung. Zucker macht seelisch instabil.

Ich habe unter meinen Patienten viele Kinder, die unter dem Aufmerksamkeitsdefizit- bzw. Hyperaktivitätssyndrom (ADHS) leiden. Die Betroffenen haben Beeinträchtigungen in ihrer Konzentration und weisen oft Störungen der Impulsivität auf. Mittlerweile schätzt man, dass schon zwischen 6 und 7 Prozent aller Kinder unter ADHS leiden. Die Krankheit setzt sich meistens bis ins Jugendalter fort. Sie wird häufig mit dem Medikament Ritalin behandelt, das in der Fachwelt umstritten ist.

Wenn ein Kind dieses Krankheitsbild zeigt, ist das für die betroffenen Familien der Beginn eines langen Leidensweges, der von Arzt zu Arzt, von Therapie zu Therapie, von Medikament zu Medikament führt.

Nun berichten mir die Mütter meiner kleinen ADHS-Patienten übereinstimmend: Sobald sie den Zucker reduzieren, wird ihr Kind ausgeglichener. Selbst Kinder, die seit Jahren Ritalin nehmen müssen, weil sie hyperaktiv sind, reagieren positiv auf den Entzug von Zucker. Sie können in vielen Fällen sogar das Ritalin absetzen.

Sie sehen, die Ernährung ist viel zu wichtig, als dass Sie sie anderen gänzlich überlassen sollten. Und Sie sollten auch bereit sein, dafür Geld auszugeben. Sie kaufen ja für Ihren Wagen auch keinen billigen Brennspiritus. Davon geht der Motor kaputt. Ihr Kraftstoff ist das, was sie essen. Füllen Sie also in Ihren Motor etwas Gutes ein.

Aber um Qualität von Müll zu unterscheiden, müssen Sie das Lebensmittel in die Hand nehmen. Es geht hier nicht um das Abtasten der Avocado oder der Honigmelone – das ist auch wichtig. Ich meine etwas anderes. Sie sollen das Produkt vor dem Kauf in die Hand nehmen, um das Etikett genau studieren zu können.

Es gibt auf allen Waren in der Lebensmittelabteilung Zutatenlisten. Diese Listen sind gesetzlich vorgeschrieben – sie nennen alle Inhaltsstoffe des Produktes (nicht zu verwechseln mit der Nährwertliste, die die Kalorienanteile auflistet). Auf der Zutatenliste steht also drauf, was drin ist. Und zwar in der Reihenfolge der jeweiligen Mengenanteile. Das heißt, der Inhaltsstoff, der ganz oben in der Zutatenliste steht, stellt den Löwenanteil. Der Stoff an der zweiten Stelle ist etwas weniger enthalten usw.

Wenn also Zucker an erster, zweiter oder dritter Stelle steht, wissen Sie, was los ist. Das Produkt besteht fast nur aus Zucker. Es ist Müll. Was für Zucker gilt, gilt auch für billige Fette in Junkfood. In billiger Schokolade sind nicht nur viel weniger der wertvollen Kakaoanteile – es sind auch große Mengen gehärteter Fette enthalten.

Was tun, wenn überall Zucker oder schlechtes Fett drin ist?

Ganz einfach. Gehen Sie an die Theke und kaufen Sie gute, frische Rohprodukte. Also Wurst und Käse als Zutaten für den Salat zum Beispiel. Ich weiß, das kostet Zeit. Aber gesundes Essen braucht mehr Zeit.

Es gibt übrigens auch Fertiglebensmittel in hoher Qualität. Sie müssen sie nur finden und etwas mehr dafür zahlen. Ihre Gesundheit wird es Ihnen danken.

Sie sehen schnell: Wenn Sie schlank werden und bleiben wollen, müssen Sie eine neue Haltung zum Essen entwickeln, zum Einkaufen und zum Kochen. Zum Leben insgesamt.

Sprinten Sie nicht durch den Supermarkt – genießen Sie den Einkauf. Wenn Sie bewusst auswählen, tun Sie Ihrem Körper etwas Gutes. Das spüren Sie schon im Geschäft. Sie kaufen nicht, weil sie es müssen. Sie kaufen, weil Sie es sich wert sind.

Das Essen wird zu einem wichtigen Teil Ihres Lebens. Beim Essen entscheidet sich, was Sie von sich halten. Beim Einkaufen suchen Sie etwas für Ihren besten Freund aus. Ihren Körper. Ihr Körper ist kein Müllschlucker. Er hat Ansprüche, höchste Ansprüche. Er möchte gepflegt und gehegt werden. Er ist Ihr Geliebter. Wenn Sie ihm Gutes tun, wird er es Ihnen danken. Mit Gesundheit und Schönheit.

Was heißt eigentlich bio?

Muss bio sein? Nun, was heißt bio überhaupt? Biogemüse und Bioobst ist nicht gespritzt worden. In Bezug auf Fleisch bedeutet es, dass die Tiere sich natürlich ernähren konnten. Sie haben auf der Weide das gefressen, was dort wächst. Die Tiere haben also natürliche Nahrung zu sich genommen, anstatt sich wie konventionelles Vieh im Stall mit vom Bauer verabreichtem Fertigfutter zu ernähren. Natürlich kommt noch mehr dazu: Es dürfen keine Pestizide verwendet werden. Der Boden, auf dem die Tiere weiden, sollte mehrere Jahre nicht gedüngt worden sein. Und die Tiere müssen artgerecht gehalten werden.

Als Verbraucher sollten Sie sich beim Fleischkauf darüber klar sein, dass Sie das essen, was auch das Tier gegessen hat, von dem das Fleisch stammt. Wenn Sie also Biofleisch kaufen, können Sie davon ausgehen, dass Ihr Fleisch von einem Tier stammt, das ohne chemische Zusatzstoffe ernährt wurde.

Das ist aber längst nicht alles.

Biofleisch hat ein anderes Fettsäuremuster als Fleisch von konventionell gemästeten Tieren. Es geht mal wieder um die Relation der Fette zueinander – also um die Frage, in welchem Verhältnis Omega-3- und Omega-6-Fette enthalten sind. Es hat sich herausgestellt, dass Biofleisch einen höheren Anteil an Omega-3-Fetten hat. Sie wissen: Das sind die guten Fette, die Entzündungen hemmen und den Blutdruck senken. Das im Stall des konventionellen Bauern gemästete Fleisch hat hingegen einen hohen Anteil an Omega-6-Fetten – fördert also Entzündungen und ist schlecht für den Blutdruck. Der Grund liegt im Futter. Die Tiere des Biobauern fressen Gras von der Weide und ernähren sich natürlich.

Ob Sie Bioprodukte kaufen, ist Ihre Entscheidung. Aber mit dem Kauf von Biofleisch unterstützen Sie nicht nur eine artgerechte Tierhaltung, sondern essen auch ein qualitativ hochwertiges Lebensmittel.

Nicht ohne Vitamine und Mineralstoffe

Das Wort „Vitamin" kommt aus dem Lateinischen, „vita" heißt Leben. Vitamine sind also lebenswichtig. Aber vielen Menschen fehlen wertvolle Vitamine – und das gefährdet ihre Gesundheit.

Unter meinen Arztkollegen ist es verbreitet, für alles sofort Medikamente zu verschreiben. Wer hohen Blutdruck hat, bekommt Blutdrucksenker. Beim hohen Cholesterinspiegel gibt es die entsprechenden Cholesterinsenker. Das ist gang und gäbe, und viele Patienten erwarten nichts anderes von ihrem Arzt. Dabei sind Medikamente ja nur eine von vielen Therapieoptionen. Medikamente hat die Natur gar nicht vorgesehen. Vitamine sehr wohl.

Warum ich diesen Zusammenhang herstelle?

Nun – Vitamine kommen immer ins Spiel, sobald Medikamente eingesetzt werden. Die meisten Pharmaka greifen in den Stoffwechsel ein und verändern diesen. Dabei gehen Vitamine verloren.

Medikamente bewirken immer, dass im komplizierten biochemischen System eine Weiche umgelegt wird. Aber hinter der Weiche sind auch Stationen, die nach der Umstellung keine Rolle mehr spielen. Die Weiche verändert also den Lauf der Dinge im Körper.

Keine Wirkung ohne Nebenwirkung – Sie kennen den alten Pharmakologenspruch schon. Und er hat seine Bedeutung nicht verloren, auch wenn viele meiner Kollegen das vergessen zu haben scheinen.

So sagt die von mir schon kritisierte DGE: „Wir brauchen keine Vitamintabletten." Basta. Allerdings mit Einschränkungen: wer physisch und psychisch gesund ist, nicht die Pille nimmt und auch keine anderen Medikamente.

Meiner Ansicht nach müssten die Blutwerte viel häufiger daraufhin abgeklopft werden, ob und, wenn ja, welche Vitamine fehlen. Wenn sie fehlen, können Vitaminpillen helfen.

Zum Beispiel das bereits zitierte Vitamin D, das in der Nahrung in nennenswerter Menge nur in einigen fetten Seefischen wie Thunfisch oder Lachs und im Ei vorkommt. Es spielt in allen Organen eine wesentliche Rolle. Besonders das Immunsystem braucht Vitamin D. Es ist übrigens das einzige Vitamin, das der Körper selbst bilden kann – allerdings nur mithilfe von viel Sonneneinstrahlung. Da es in unseren Breiten nicht viel Sonne gibt, leiden viele Deutsche unter einem Vitamin-D-Mangel. Die Folge: Sie fühlen sich müde und schlapp, denn das Vitamin D hat auch die Aufgabe, den Menschen fitter zu machen. Wenn Sie Ihren Vitamin-D-Spiegel im Blut messen lassen, sollte der unbedingt über 20 Nanogramm pro Milliliter (ng/ml) liegen, besser über 30.

Oder die Gruppe der B-Vitamine, die sogenannten Nervenvitamine. Sie sind verantwortlich für die psychische Stabilität. Wenn sie fehlen, kommt es zu Stimmungsschwankungen. Im schlimmsten Fall drohen Depressionen. Die Nervenvitamine finden sich besonders in Fleisch, aber auch in einigen pflanzlichen Lebensmitteln wie Linsen oder Spinat. Bei der Bluntuntersuchung lassen Sie einfach Ihr Homozystein messen. Der Homozysteinwert steigt an, wenn ein Mangel an B-Vitaminen besteht. Der Wert sollte unter 12 Mikromol pro Liter (µmol/l) liegen.

Auch der Eisenstoffwechsel ist wichtig für Sie. Eisen, das zum Beispiel in der Leber von Schwein oder Rind, aber auch in Sojamehl, Hirse und Linsen enthalten ist, transportiert den Sauerstoff. Sauerstoff ist eine Art Naturdoping – er sorgt für Agilität und Lebensfreude. Lassen Sie also nicht nur Ihr Eisen, sondern auch den

Eisenspeicherwert Ferritin bestimmen. Der Eisenspeicher zeigt an, wie gut Ihr Reservetank mit Eisen gefüllt ist. Beide geben dem Organismus Power. Wenn sie fehlen, droht Stillstand. Ihr Laborergebnis sollte im oberen Drittel des Normbereiches für beide Parameter liegen. (Leider schwanken die Messmethoden von Labor zu Labor, weshalb Sie Ihr Ergebnis individuell mit Ihrem Arzt besprechen müssen.)

Ebenso wichtig ist es, bei einer Blutuntersuchung die Mineralstoffe Zink und Magnesium bestimmen zu lassen. Zink ist das Leitmineral des Immunsystems. (Der Laborwert für Zink im Blut sollte – gerade im Winter – zwischen 900 und 1200 Mikrogramm pro Liter (µg/l) liegen.)

Magnesium sorgt für Entspannung unserer Muskeln im ganzen Körper. Wer unter Kopfschmerzen oder Muskelkrämpfen leidet, sollte sicherstellen, dass sein Körper mit genügend Magnesium versorgt ist. (Der Magnesiumspiegel im Blut sollte zwischen 0,9 und 1,0 Millimol pro Liter (mmol/l) liegen). Gerade immer wiederkehrende Kopfschmerzen werden unter der dauerhaften Einnahme eines guten Magnesiumpräparats oft deutlich besser.

Eine ganz wesentliche Substanz ist das Coenzym Q10. Es ist kein Vitamin, aber es ist den Vitaminen verwandt. Q10 spielt überall dort in unserem Körper eine wichtige Rolle, wo Energie hergestellt wird. Für die Kraftwerke unserer Zellen, die sogenannten Mitochondrien, ist es entscheidend. Fehlt Q10, ist der Mensch nicht leistungsstark. (Auch Q10 können Sie im Blut kontrollieren lassen, Ihr Ergebnis sollte zwischen 1000 und 1500 Mikrogramm pro Liter (µg/l) liegen). Und manche Medikamente, wie zum Beispiel Cholesterinsenker, hemmen die körpereigene Herstellung von Q10.

Sie sehen: Alle diese Vitamine, Mineralstoffe und vitaminähnlichen Stoffe sind lebensnotwendig. Deshalb sollten Sie sie hin und wieder im Blut untersuchen lassen, möglichst von einem Arzt, der Erfahrung in der Diagnostik von Vitaminen und gegebenenfalls auch in der Behandlung mit Vitaminen hat.

In der Regel sollen Blutuntersuchungen sicherstellen, dass sich die Vitamine und Mineralstoffe im oberen Drittel des Normbereiches bewegen.

Wie gesundheitsfördernd Vitamine sind, können Sie sich mit einem einfachen Experiment vor Augen führen. Schneiden Sie einen Apfel in zwei Hälften. Auf eine der beiden Hälften träufeln Sie etwas Zitrone. Dann warten Sie ein paar Minuten. Was passiert? Die Hälfte ohne Zitrone ist tiefbraun geworden. Die andere Hälfte hat ihre frische Farbe fast erhalten, sie weist allenfalls eine leichte Bräunung auf – je mehr Zitrone Sie auf die Apfelhälfte geträufelt haben, umso geringer die Bräunung. Die Bräunung des Apfels ist die Oxidation – also der Alterungs- und Entzündungsprozess. Die Zitrone enthält Vitamin C. Dieses Vitamin ist der Musketier unter den Vitaminen. Es bremst Entzündungen – und die Alterung.

Denn auch das Altern ist ein Entzündungsprozess. Wenn Sie Ihrem Körper Vitamine gönnen, verzögern Sie Entzündungen und das Altern.

Also: Vitamine sind ungeheuer wichtig. Achten Sie darauf, dass Ihre Nahrung vitaminreich ist, haben Sie gegebenenfalls aber auch keine Scheu vor Vitamintabletten.

Übersicht über ausgewählte Mineralstoffe, Spurenelemente und Vitamine

Mineralstoff/ Spurenelement (nur Beispiele)	**z. B. enthalten in …**	**u. a. notwendig für …**
Magnesium	Sojamehl, Naturreis, Weizenkleie, Gerste	regelmäßigen Herzschlag, Energiestoffwechsel (Power), „der Muskelmineralstoff, der Ihnen gegen Muskelkrämpfe hilft“
Zink	Austern, Linsen, gelben Erbsen, Weizenvollkornbrot, Kalbsleber	(Leitmineral des Immunsystems) Wachstum von Haut, Haaren und Nägeln, Immunabwehr
Selen	Hering, Thunfisch, Sardinen, Sojabohnen,	Immunsystem, Bildung von Schilddrüsenhormon
Kalzium	Käse, Sojabohnen, Grünkohl	Hormonbildung, Energie, Knochen
Eisen	Leber, Sojamehl, Hirse, Linsen	Blutbildung, klares Denken, Energie („Naturdoping“)

Vitamin	**z. B. enthalten in …**	**u. a. notwendig für …**
Vitamin A	Leber, Niere, Eigelb, Milchprodukten, Karotten (als Provitamin A)	gutes Sehen (Hell-Dunkel-Sehen), Wachstum von Haut und Schleimhäuten, Schutz vor Krebs, Immunabwehr, Bildung von Hormonen
Gruppe der B-Vitamine	Leber, Fleisch, Milchprodukten, Hülsenfrüchten, Naturreis, Bananen, Bohnen, Blumenkohl, Nüssen	Nerven (die Gruppe der Nervenvitamine, also: gute Stimmung, Ausgeglichenheit), Haut, Vitalität
Folsäure (eigentlich Vitamin B9)	roten Bohnen, Spinat, Kürbis, Brokkoli, Avocado	„Frauenvitamin", d. h. Schutz des Ungeborenen vor Spina bifida (offener Rücken)
Vitamin C	Sanddorn (Vitamin-C-reichste Frucht), Zitrusfrüchten, Paprika, Brokkoli, Rosenkohl	(„Der Musketier unter den Vitaminen") Immunabwehr, Energie, Entzündungshemmung
Vitamin D	„Sonnenvitamin" (einziges Vitamin, das wir selber bilden können mithilfe von Sonnenlicht), Milchprodukten, fettem Seefisch, Ei	(„das Power- oder Energievitamin") Vitalität, Knochen, Immunabwehr
Vitamin E	Avocado, Kohl, Nüssen, Leinsamen, Süßkartoffeln	Immunabwehr, Zellerneuerung, Entzündungshemmung
Vitamin K	Spinat, Grünkohl, Brokkoli	Blutgerinnung

<u>Anmerkung:</u> Das im Text erwähnte Q10 ist weder ein Vitamin noch ein Mineralstoff oder Spurenelement und findet sich deshalb in dieser Liste nicht wieder.

Sekundäre Pflanzenstoffe als Genussmittel

Sekundäre Pflanzenstoffe – noch nie gehört? Der Begriff ist Ihnen nicht geläufig? Aber Sie leben mit den sekundären Pflanzenstoffen, und zwar sehr gut.

Sekundäre Pflanzenstoffe sind nicht nur extrem gesundheitsfördernd, sie bringen auch Freude in Ihr Leben. Obwohl Sie sie nicht kennen. Aber das lässt sich ändern.

Sekundäre Pflanzenstoffe machen sich in der Natur bemerkbar, indem sie den Pflanzen ihren typischen Geruch und ihr typisches Aussehen verleihen. So entstehen zum Beispiel die herrlichen Herbstfarben der Bäume und Sträucher durch die sekundären Pflanzenstoffe. Es gibt etwa 40.000 dieser sogenannten Polyphenole.

Sie tun nicht nur etwas für die Schönheit der Welt, sie unterstützen auch Ihre Gesundheit. Auch Polyphenole wirken entzündungshemmend – helfen also gegen die meisten Krankheiten, sogar gegen Krebs.

Wo aber finden Sie diese Wunderstoffe in Ihrer Nahrung? Sie können ja schlecht im Herbst das Laub von den Bäumen essen.

Die sekundären Pflanzenstoffe finden sich zu einem Gutteil ausgerechnet in den Lebensmitteln, die der Volksmund als Genussmittel bezeichnet. Das heißt, sie laden zum Genießen ein. Ja, sie machen das Leben schöner, sie bringen Freude in Ihr Dasein.

Polyphenole sind also nicht nur in Obst und Gemüse enthalten, sondern auch in der Kaffeebohne, in Tee, Rotwein, in Schokolade, wenn sie einen hohen Kakaoanteil (70, besser 80 Prozent) hat.

Kaffeetrinken ist nicht nur anregend, es ist auch gesund. Kaffeetrinker bekommen seltener einen Schlaganfall und leiden seltener unter Diabetes als die Menschen, die Kaffee ablehnen. Neuerdings hat man sogar herausgefunden, dass Kaffee sich entgegen der früheren Schulmeinung nicht negativ auf den Blutdruck auswirkt.

Trinken Sie also Kaffee, wenn Sie mögen, gerne mehrere Tassen am Tag. Kaffee schützt Sie vor Kreislauferkrankungen und regt Ihren Geist an. Er schenkt Ihnen also Freude. Und das ist ebenso wichtig wie Gesundheit.

Auch im grünen Tee ist Polyphenol. Als Epigallocatechingallat oder kurz EGCG. Das EGCG ist ein Antioxidans, es verhindert also eine unerwünschte Oxidation, was wieder mal nichts anderes heißt, als dass es Entzündungen bremst. Die Trockenmasse des grünen Tees besteht etwa zu einem Drittel aus EGCG. Im schwarzen Tee ist deutlich weniger EGCG. Der Grünteeextrakt ist ein ganz besonderes Genussmittel. Er hat eine wachstumshemmende Wirkung – das heißt, er verhindert die wuchernde Ausbreitung von Tumoren.

Der Wunderstoff in Rotwein heißt Resveratrol. Es handelt sich um ein ganz fantastisches Polyphenol, das das Altern verlangsamt und die Abtötung von Krebszellen unterstützt. Auch wenn Sie nun gleich in den nächsten Weinladen stürzen wollen, genießen Sie Rotwein in Maßen. Ein Glas genügt – aber bitte nicht jeden Abend.

Das Polyphenol Quercetin findet sich in der Kakaobohne und gelangt über diese in die Schokolade. Durch den Genuss entfalten sich diverse positive Wirkungen auf Ihre Gesundheit. Es ist mittlerweile erwiesen, dass Kakao den Blutdruck senkt, die Arterien stärkt und Entzündungen abklingen lässt. Also dürfen Sie sich gerne regelmäßig ein Stück guter Schokolade gönnen.

Sie sehen, gesunde Ernährung hat durchaus mit Lebensfreude zu tun. Dauerhaft schlank bleiben heißt eben auch dauerhafte Freude am Dasein. Und dazu gehört der Genuss von anregenden Lebensmitteln.

Sport ist Mord ist Quatsch

Sie täuschen sich: Ich werde Ihnen jetzt NICHT raten, sich zu bewegen.

Ich weiß, dass viele Ärzte das tun. Früher habe ich das bei meinen Patienten auch gerne gemacht. Bewegen Sie sich doch mal ein bisschen, habe ich sie bekniet, gehen Sie mal mittags eine halbe Stunde spazieren.

Das ist vorbei. Von mir hören Sie solche Ratschläge nicht mehr. Ich bin seit 15 Jahren Hausarzt, bis vor 10 Jahren wollte ich meinen Patienten nicht auf die Füße treten. Dann aber habe ich verstanden, dass es keinen Sinn hat, für „mehr Bewegung“ zu plädieren.

Es hat deshalb keinen Sinn, weil das zu wenig ist und weil die meisten das auch nicht ernst nehmen.

Es geht aber um ein ernstes Thema. Um Ihre Gesundheit – und damit ist auch Ihr Gewicht gemeint.

Deshalb rede ich jetzt Klartext.

Ich meine nicht Bewegung. Ich meine Sport.

Sie haben richtig verstanden: Ich fordere Sie auf, Sport zu treiben. Und zwar richtigen Sport. Nicht ein Mal um den Block schlendern und dann wieder vor den Fernseher.

Ihr Körper ist ein Porsche. Ja, ein Porsche. Sie verfügen über ein rasantes Auto, das Sie richtig fordern können. Sie müssen es sogar. Der Körper will gefordert werden. Nur so kann er gesund und schlank werden und bleiben.

Es sieht doch lächerlich aus, wenn Sie viel Geld für einen hochgezüchteten Porsche hinblättern und dann mit Ihrem neuen Wagen mit 30 Stundenkilometern durch die Straßen juckeln. Das würden Sie nicht tun, meinen Sie? Aber mit Ihrem Körper tun Sie das, wenn Sie keinen Sport treiben.

Die Natur hat Ihren Körper mit Füßen ausgestattet, deswegen sollten Sie ihn auch bewegen. Sie sollten Ihren Porsche mit der ihm gebührenden Geschwindigkeit fahren, damit er nicht einrostet und nicht kaputtgeht.

Suchen Sie sich eine Sportart, die Ihnen zusagt und Spaß macht. Das kann alles Mögliche sein. Was, das ist ziemlich egal. Ob Tennis, Fitnesstraining, Fußball, Radfahren oder Kampfsport. Probieren Sie mehrere Sportarten aus, bis Sie die gefunden haben, die zu Ihnen passt. Und dann betreiben Sie diesen Sport im Optimalfall bis zu Ihrem Lebensende. Es wird ein Quell des Lebensmuts und der Lebensfreude für Sie sein. Der Sport wird dafür sorgen, dass Sie schlank bleiben. Er wird aber vor allem dafür sorgen, dass Sie gesund werden und bleiben.

Die Wissenschaft weiß heute, dass auch Sport Entzündungen blockiert, und wie wichtig die Blockade, das Ausbremsen von Entzündungen ist, habe ich Ihnen bereits mehrfach erzählt. Daran sehen Sie schon, welche Kraft Sie mit dem Sport in der Hand haben. Eine Studie hat den lange vermuteten Einfluss von Sport auf das

Krebsrisiko näher untersucht. Die Ergebnisse sind sensationell. Bei Frauen sinkt das Risiko für Brustkrebs um 20 Prozent bei regelmäßiger leichter Bewegung. Treiben die Frauen aber Sport, so verringert sich das Risiko, dass sie an Brustkrebs erkranken, um weitere 40 Prozent.

Es wurde sogar festgestellt, dass Frauen, die bereits an Brustkrebs erkrankt sind und dann beginnen, regelmäßig Sport zu treiben – das heißt, mindestens 3-mal die Woche je 30 Minuten –, weniger gefährdet sind, an ihrer Erkrankung zu sterben, als die an Brustkrebs erkrankten Frauen, die keinen Sport machen. Das Risiko, an der Krankheit zu sterben, sank in der Studie bei den Sport treibenden Frauen um 50 Prozent. 50 Prozent – das müssen Sie sich mal vorstellen. So viel Potenzial hat der Sport – er kann sogar den Krebs besiegen. Laut Professor Marc Sütterlin, Direktor der Mannheimer Universitätsfrauenklinik, ist nach den neuesten amerikanischen Untersuchungen zum Zusammenhang von Sport und Brustkrebsrisiko davon auszugehen, dass „normal betriebener Sport" das Brustkrebsrisiko „ganz grundsätzlich" senkt. Sütterlin führt jedoch weiter an, dass Übergewicht ein wichtiger Krebsauslöser ist. Der Sport aber sorgt dafür, dass Körperfett abgebaut wird. Also geschieht das Wunder der Risikominimierung bei Krebs durch die – zumindest auch – schlank machende Wirkung des Sports.

Wenn Sie Ihren Sport gefunden haben, gehen Sie an die Leistungsgrenze. Sie sollten austesten, was möglich ist. Das gilt auch für Ältere. Egal ob Sie 60 oder 70 Jahre oder älter sind, Sie können immer versuchen herauszufinden, was Sie noch leisten können – wenn Sie unsicher sind, fragen Sie vorher Ihren Hausarzt.

Das betrifft die Intensität Ihrer sportlichen Betätigung. Sicher werden Sie jetzt fragen: Wie oft soll ich Sport treiben?

Ich sage Ihnen: so oft wie möglich. Mindestens zwei- bis dreimal die Woche, mindestens eine halbe Stunde. Besser ist natürlich mehr. Aber Sie werden sehen. Das ergibt sich von selbst. Wenn Sie die richtige Sportart gefunden haben, die zu Ihnen passt, dann werden Sie schnell viel Freude daran haben – und dementsprechend oft wird es Sie auf den Sportplatz, auf den Laufparcours oder ins Fitnessstudio ziehen.

Sport hilft nicht nur gegen viele somatische, also körperliche, Erkrankungen. Sport hat auch eine bedeutsame Wirkung auf Ihre Psyche. Jeder steht tagtäglich unter einem immensen Druck. Der Sport ist die ideale Möglichkeit, diesen Druck auf natürliche und gesunde Art loszuwerden. Sie werden sehen, der Stress zu Hause oder am Arbeitsplatz kann noch so bedrohlich werden – sobald Sie mit sich allein oder mit Ihren Freunden beim Sport sind, fällt alles von Ihnen ab. Beim Sport vergessen Sie nicht nur die Zumutungen des Tages, der Körper arbeitet auch all das ab, was den Geist belastet. Und zwar ohne dass Sie etwas davon merken. Aus diesem Grund sind Sportler psychisch-emotional weit stabiler als unsportliche Menschen.

Ich will Ihnen zum Abschluss noch eine Geschichte aus meiner Praxis erzählen. Es geht um Frau Losch, eine Patientin, Anfang fünfzig. Sie kam aus verschiedenen Gründen zu mir. Sie war mit 98 Kilo bei 1,69 Meter Körpergröße stark übergewichtig. Sie litt aber auch unter Depressionen und hatte schon seit Jahren einen stark erhöhten Blutdruck. Um den Blutdruck in den Griff zu bekommen, nahm sie Medikamente, starke Blutdrucksenker, die sie nicht gut vertrug. Im ersten Gespräch ergab sich ziemlich rasch, dass die Patientin sehr unzufrieden mit sich und ihrem Dasein war.

Wir haben uns darauf geeinigt, dass sie als Erstes ihr Gewichtsproblem in Angriff nehmen sollte. Sie hat sich also über mehrere Monate anders ernährt und sich auch mental mit ihrer Situation auseinandergesetzt. Frau Losch nahm zwar ab, aber ansonsten änderte sich noch nicht allzu viel bei ihr.

Die Patientin war nie sportlich gewesen. Dennoch versuchte ich vorsichtig, sie zu dem Thema hinzuführen. Nach anfänglichem Zögern erklärte sie sich bereit, sich nach einer für sie akzeptablen Sportart umzuschauen.

Zuerst ging sie in ein Fitnessstudio. Das passte ihr gar nicht – die Atmosphäre sagte ihr nicht zu. Weil ihr Gatte leidenschaftlicher Fahrradfahrer ist, schloss sie sich ihm an. Doch der gut trainierte Rennfahrer fuhr seiner Frau immer davon. Das Radfahren war also auch nichts für sie. Ich fürchtete schon, meine Patientin gehört zu denen, die sich niemals für einen Sport erwärmen können.

Lange sah ich sie nicht in meiner Sprechstunde.

Dann – nach Monaten – erschien Frau Losch wieder. Sie machte einen ganz anderen Eindruck auf mich. Sie wirkte frischer, lebensbejahender, aktiver. Die Patientin berichtete mir, dass sie es doch noch mal mit Sport probiert hätte. Und zwar habe sie auf Anraten einer Freundin mit dem Joggen begonnen. Das Einsame und die Versunkenheit beim Laufen sagten ihr sehr zu, gestand sie mir. Sie komme dabei endlich zur Ruhe.

Am Anfang absolvierte meine Patientin Intervallläufe, also ein paar Hundert Meter laufen, ein Stück gehen, dann wieder laufen. Als das gut funktionierte, steigerte sie sich langsam. Nun lief sie schon mittellange Strecken, also mehrere Kilometer – und das dreimal die Woche.

Als sie das nächste Mal zu mir kam, saß ein anderer Mensch vor mir. Sie berichtete mir freudestrahlend von ihren Lauferfolgen. Sie war geschmackvoller gekleidet als früher, fühlte sich also wohl in ihrer Haut und achtete auf ihr Äußeres. Durch eine kohlenhydratarme Ernährung hatte sie beträchtlich an Gewicht verloren, was ihr beim Laufen zugutekam. Frau Losch absolvierte jetzt Langstrecken und war rundum mit sich zufrieden. Ich wusste, sie hatte es geschafft.

Ihr Gesichtsausdruck zeigte mir, dass sie mit sich, mit ihrem Körper und ihrer Seele im Reinen war. Sie war auf dem besten Weg zu einem glücklichen Leben. Und das hatte sie neben ihrer veränderten Grundhaltung zur Ernährung dem Laufen zu verdanken. Also dem Sport. Sport ist eben nicht Mord, wie ein sehr dummes Sprichwort behauptet. Sport ist ein Schlüssel zu einem glücklichen Leben.

Schluss

Es geht mir um einen bestimmten Effekt. Um Schlankheit durch Gesundheit.

Dieser Effekt wirkt sich beim Sport besonders positiv aus. Ich möchte deshalb nochmals an Sie appellieren: Essen Sie gesund und treiben Sie Sport – so werden Sie schlank, gesund und glücklich.

Sie sollten sich das Beispiel von Frau Losch zu Herzen nehmen.

Meine Patientin hat abgenommen. Aber nicht allein durch Sport. Sie hat das getan, was ich Ihnen in diesem Buch vorgeführt habe: Sie hat sich zunächst eingestanden, wie ihre Situation wirklich ist; dann hat sie ihre Ernährung umgestellt. Sie hat ihre Haltung zu sich selbst geändert.

Der Sport hat eine große Rolle in diesem Selbstfindungsprozess gespielt. Weniger in Bezug auf die Gewichtsreduktion. Das, was Sie durch den Sport allein an Fettzellen verlieren, schlägt nicht so sehr ins Gewicht wie die Ernährungsumstellung und die veränderte seelische Haltung. Aber durch den Sport hat Frau Losch indirekt viel erreicht. Der Sport hat dazu geführt, dass der Insulinspiegel meiner Patientin gesunken ist – ja, Sport lässt das Insulin sinken. Dadurch hat sie Gewicht verloren. Der Sport hat bei Frau Losch aber noch etwas anderes bewirkt, was sie ohne ihn nicht geschafft hätte. Sie hat ihre innere Ruhe gefunden. Sie tut jetzt etwas für ihre langfristige Gesundheit und damit auch dafür, anhaltend schlank zu bleiben.

Was aber fast noch wichtiger ist: Der Sport und die damit verbundene veränderte Lebenshaltung hat meine Patientin glücklicher gemacht.

Und das sollten Sie auch sein. Wenn Sie das beherzigen, was ich Ihnen in diesem Buch gezeigt habe, werden Sie es schaffen, werden Sie dauerhaft schlank werden. Aber nicht nur das: Sie werden glücklich werden. Darauf haben Sie ein Recht!

Weiterführende Literatur

Warum Sie dick sind. Warum es nicht so bleiben darf.

Berufsleben und Karriereleiter

Groll, Tina: „Dicker Bauch, fettes Gehalt". In ZEIT ONLINE Beruf vom 04. 07. 2014. http://www.zeit.de/karriere/beruf/2014-07/studie-gewicht-einfluss-karriere/komplettansicht

Kals, Ursula: „Schöne Karrierechancen". In FAZ vom 18. 08. 2007, Nr. 191/Seite C1. http://www.faz.net/aktuell/beruf-chance/arbeitswelt/attraktivitaet-schoene-karrierechancen-1460041.html

Schölgens, Gesa: „Übergewicht im Job. Können Arbeitgeber das Gewicht vorschreiben?" In Mitteldeutsche Zeitung vom 17. 10. 2013. http://www.mz-web.de/recht/-uebergewicht-folgen-beruf-recht-gewicht-zu-dick-mitarbeiter-job,21147720,24657054.html

www.gesundheitsforschung-bmbf.de/de/von-haus-aus-dick.php

Zeck, Mareike: „Figurprobleme: Karrierekiller Übergewicht". In FAZ vom 24. 01. 2013. http://www.faz.net/aktuell/beruf-chance/figurprobleme-karrierekiller-uebergewicht-12028985.html

Wie Übergewicht die Geldbörsen sprengt

http://www.aerzteblatt.de/archiv/77670/Soziooekonomische-Faktoren-und-Verbreitung-von-Adipositas

Wie Sie abnehmen.

Sie brauchen keine Diät

http://www.bild.de/ratgeber/gesundheit/sport-gesundes-essen-tipps-von-mimi-spencer-no-diet-12068388.bild.html

http://www.focus.de/gesundheit/ernaehrung/news/magenverkleinerung_aid_100510.html

http://www.merkur-online.de/service/gesundheit/umfrage-ergebnisse-wie-oft-machen-frauen-und-maenner-diaeten-zr-1575534.html

http://www.sueddeutsche.de/gesundheit/magenverkleinerung-zeit-fuer-einen-schnitt-1.1996806

http://www.ugb.de/gesund-abnehmen-ohne-diaet/viele-diaeten-kurzfristige-erfolge/

So bleiben Sie dauerhaft schlank und gesund

http://www.aerztezeitung.de/medizin/krankheiten/herzkreislauf/schlaganfall/article/813559/drei-taesschen-kaffee-schlaganfall.html

http://www.bkk24.de/de/aktuelles/beitrag_und_leistungen/sport-senkt-krebsrisiko

http://www.nutrilife-shop.de/product_info.php/info/p1741_Kakao-Polyphenole.html (Literaturangaben)

http://www.plosone.org/article/info%3Adoi%2F10.1371%2Fjournal.pone.0080616

http://www.spiegel.de/gesundheit/diagnose/studie-joggen-beeinflusst-brustkrebsrisiko-staerker-als-gedacht-a-938105.html